Ulrich Trebbin
Mut zur Psychotherapie!

verstehen lernen

Ulrich Trebbin

Mut zur Psychotherapie!

Wie sie funktioniert und warum sie guttut

Psychosozial-Verlag

Bibliografische Information der Deutschen Nationalbibliothek
Die Deutsche Nationalbibliothek verzeichnet diese Publikation
in der Deutschen Nationalbibliografie; detaillierte bibliografische Daten
sind im Internet über http://dnb.d-nb.de abrufbar.

Originalausgabe

E-Mail: info@psychosozial-verlag.de
www.psychosozial-verlag.de

Umschlagabbildung: Popartic/shutterstock
Umschlaggestaltung & Innenlayout nach Entwürfen
von Hanspeter Ludwig, Wetzlar
Satz: metiTec-Software, me-ti GmbH, Berlin
www.me-ti.de
ISBN 978-3-8379-2917-1 (Print)
ISBN 978-3-8379-7641-0 (E-Book-PDF)
ISBN 978-3-8379-7640-3 (EPUB-E-Book)

»Psychotherapie ist viel zu schade, um nur den Kranken vorbehalten zu sein.«

Erving Polster

Inhalt

Vorwort

»Ich brauche doch keinen Therapeuten! Ich bin ja nicht verrückt!« – So denken viele Menschen, weil sie auch heute noch Angst vor einer Psychotherapie haben: Sie wollen verständlicherweise nicht das Stigma einer seelischen Krankheit auf der Stirn kleben haben. Der Schritt zum Therapeuten scheint ihnen eine Bankrotterklärung. Manche fürchten sogar, dass der Therapeut sie einer Gehirnwäsche unterzieht und sie sich danach nicht mehr wiedererkennen. Traumatisierte Menschen schließlich haben Angst, sich ihren seelischen Verletzungen zu nähern, denn jede Berührung der wunden Stellen ruft neue Schmerzen hervor.

Dieses Buch will nicht nur diese Ängste verringern, sondern auch zeigen, dass Therapie eine ganz normale Dienstleistung ist, die man in Anspruch nimmt, um sich besser kennenzulernen, seinen Spielraum zu vergrößern, alte Schmerzen zu lindern, lebendiger zu werden und ein erfüllteres Leben zu führen. Auch in der Therapie kann man ein selbstbestimmter, vollwertiger und kraftvoller Mensch bleiben – und vor allem werden. Und die meisten Menschen, die zur Therapie gehen, sind nicht im engeren Sinne krank, sondern suchen Orientierung und Stütze, weil sie gerade in einer Sackgasse gelandet sind oder ihr Leben in Schieflage geraten ist – wie es jedem Menschen immer wieder passiert. Psychotherapie ist also eine Schule des Lebens.

Vor Beginn einer Psychotherapie herrscht bei vielen Hilfesuchenden große Unsicherheit: Sie wissen nicht, welche Therapieform die richtige für sie und ihr Problem ist, wie sie einen Therapeuten auswählen sollen oder wann und in welcher Höhe die Krankenkassen die Kosten übernehmen. Zu Beginn ist das Phänomen »Psychotherapie« für die meisten ein Buch mit sieben Siegeln, wohingegen ihre Therapeuten naturgemäß Fachleute sind. Allein dadurch entsteht ein Machtgefälle. Klienten fühlen sich oft ausgeliefert und durchleuchtet oder trauen sich nicht, ihre Therapeuten zu fragen, worauf es bei einer Therapie ankommt und wie sie funktioniert: Wie beginne ich eine Therapiestunde? Warum fragen Therapeuten oft nach der Kindheit? Wie geschehen Veränderung und Heilung? Was kann ich zwischen den Sitzungen tun, um in der Therapie Fortschritte zu machen? Warum entscheidet sich der Therapeut für diese oder jene Intervention? Woran erkenne ich überhaupt, dass ich beim richtigen Therapeuten bin? Andererseits gibt es auch begründete Ängste und Unsicherheiten: Wie kann ich mich schützen, wenn Verborgenes aus meiner Vergangenheit schmerzhaft ans Licht kommt? Wie kann ich verhindern, dass ich mich in der Therapie überfordere? Wie verhalte ich mich, falls mich der Therapeut wider Erwarten enttäuscht oder gar seine Macht missbraucht?

Dieser Ratgeber will die vermeintlichen oder tatsächlichen Geheimnisse der Psychotherapie lüften. Er erklärt offen und klar verständlich anhand von vielen Fallbeispielen, worauf es in der Therapie ankommt, wie sie wirken kann, wie Therapeuten arbeiten, auf welche Erkenntnisse sie sich stützen, welche Schulen es gibt und welche Gefahren Psychotherapie bergen kann. Das Buch will Klienten ermutigen, mehrere Therapeuten kennenzulernen, bevor sie sich entscheiden, mündig und selbstverantwortlich Fragen an sie zu richten, sich nicht mit unbefriedigenden Erklärungen zufriedenzugeben und auch nicht davor zurückzuschrecken, den Therapeuten im Notfall zu wechseln, wenn sie sich nicht mehr verstanden oder gut behandelt fühlen. Vor allem aber soll dieses Buch Lust auf Psychotherapie machen – auf diese einzigartige Reise in die eigene Seele. Es soll aufzeigen, welche wunderbare Chance sie auf dem Weg zu einem zufriedeneren und lebendigeren Leben ist und was man selbst dazu beitragen kann, dass sie gelingt.

Ich schildere in diesem Buch über weite Strecken meine ganz persönliche Vorstellung von Psychotherapie, wie ich sie einerseits als Klient in rund 500 Therapiestunden bei sechs verschiedenen Therapeuten unterschiedlicher Richtungen und andererseits in meiner psychotherapeutischen Praxis als Gestalt- und Traumatherapeut erfahren habe. Vieles davon werden die meisten Kollegen unterschreiben, manches wird der eine oder die andere anders sehen – vor allem, wenn er oder sie einer anderen Therapierichtung angehört. Denn eine einheitliche psychotherapeutische Lehre gibt es (noch) nicht.

Die veranschaulichenden Beispiele aus der Praxis sind so verfasst, dass niemand die realen Personen dahinter wiedererkennen kann. Manchmal habe ich die Beispiele auch aus verschiedenen Therapieerfahrungen zusammengestellt. Die jeweiligen Klienten dahinter waren mit der anonymisierten Veröffentlichung einverstanden.

Wenn ich von Klienten und Therapeuten spreche, verwende ich meist die maskuline Form, die – vor allem im Plural – Frauen mit einschließt. Ich meine dann also immer beide Geschlechter. Ich weiß, dass das keine befriedigende Lösung ist, weil unsere Sprache sich über Jahrhunderte in einer männerdominierten Welt entwickelt hat, aber mir ist noch wichtiger, dass dieses Buch leicht zu lesen ist. Hoffentlich gibt es im Deutschen eines Tages eine Form, die nicht in erster Linie an Männer denken lässt und Frauen ausschließt.

Einleitung

Der Mensch – Ein Lernprotz

Kein anderes Lebewesen auf der Erde ist in der Lage, so viel und so spezialisiert zu lernen wie der Mensch. Je jünger wir sind, desto mehr und intensiver saugen wir alles auf, was uns an Eindrücken, Erfahrungen und Vorbildern über den Weg läuft – und nehmen es bereitwillig für bare Münze.

Sehr vieles, was wir uns als Kinder aneignen, bringen uns andere Menschen bei: Mein Vater hat mir gezeigt, wie ich einen Platten flicken kann, wie man sich bei der Jagd auf einem Hochsitz verhält oder wie schön es ist, wenn mir jemand mit seiner großen weichen Hand über den bloßen Rücken streichelt. Meine Mutter hat mir die Liebe zu Musik, Literatur und Sprache vorgelebt, hat mir die Augen dafür geöffnet, wie aufregend Landschaft und Kultur fremder Länder sind und wie man eine erfüllende Reise macht, und durch sie habe ich gelernt, wie bereichernd es ist, eine weit verzweigte Familie zu haben – mit knorrigen Großtanten, Vettern und Cousinen vierten Grades und weit entfernten Onkeln, die jünger sind als man selbst.

Aber wir lernen in unserer Kindheit natürlich auch Dinge, die unerfreulich sind, schmerzhaft und hinderlich: Wir können die Erfahrung machen, dass wir nur geliebt werden, wenn wir uns sehr anstrengen; dass es unerwünscht ist, wenn wir ein ausgelassenes und wildes Temperament haben; dass wir leicht verletzt werden, wenn wir einem anderen Menschen zeigen, dass wir ihn lieb haben; oder dass die Welt gefährlich und darum beängstigend ist. Schließlich nehmen wir das Welt- und Menschenbild, das man uns in unserer Kindheit vorgelebt hat, in uns auf und halten es für die absolute Wahrheit. Viele dieser teilweise falschen Vorstellungen werden wir zum Glück ganz von alleine wieder los, ganz einfach indem wir mit anderen Menschen andere Erfahrungen machen.

Manches aber hat sich hartnäckig in unserer Persönlichkeit festgesetzt wie eine Zecke, die nicht mehr loslassen will: Wir sind vielleicht zutiefst davon überzeugt, dass wir in der Welt nur bestehen können, wenn wir uns ausbeuten und Raubbau an unseren Kräften betreiben (Gefahr: z. B. Burn-out und Erschöpfungsdepression), wir trauen uns nicht, Beziehungen zu anderen Menschen einzugehen (Gefahr: Rückzug, Vereinsamung und z. B. Depression), oder wir fürchten uns vor Hunden, Rutschbahnen oder einer Weltreise ganz allein (Gefahr: Angststörungen). Oft merken wir nicht einmal, dass wir diese Einschränkungen und lebensfeindlichen Vorstellungen haben, sondern glauben einfach, dass das Leben eben so sei (»Was? *Ein* Geisterfahrer? Da sind doch *Hunderte*!«, sagt laut einem Witz ein Autofahrer nach einer entsprechenden Radiodurchsage). Meist wissen wir dabei selbst gar nicht, warum wir so geworden sind, wie wir sind.

Normalerweise fangen wir erst an, unseren Lebensstil und uns selbst infrage zu stellen, wenn es nicht mehr weitergeht: Wenn wir einen körperlichen oder seelischen Zusammenbruch erleiden, zum x-ten Mal eine Partnerschaft auseinandergeht oder wir uns vor lauter Ängsten so eingeschränkt fühlen, dass wir uns nicht mehr aus dem Haus trauen. Solche Krisen sind meist sehr schmerzhaft: Wir glauben, wir hätten auf ganzer Linie versagt, seien unfähig, unser Leben zu meistern, und hätten als Menschen keinen Wert. Logisch – denn es ist ja nur sehr schwer möglich, die tief verinnerlichten Überzeugungen über uns selbst und das Leben zu hinterfragen. Wenn wir uns dann endlich dazu durchringen, zu einem Psychotherapeuten zu gehen, empfinden wir das deshalb oft als sehr beschämend. Nicht umsonst haben wir diesen Schritt meist lange vor uns hergeschoben.

Dabei weiß der Therapeut wahrscheinlich, dass das Leben eine immense und komplexe Aufgabe ist, die uns jeden Tag und in jeder Lebensphase vor gewaltige Herausforderungen stellt, und dass Krisen deshalb keine Schande sind, sondern zum Leben dazugehören. Er weiß, dass wir es so gut gemacht haben, wie wir nur konnten, und dass es deshalb gute Gründe gibt, warum wir uns so entwickelt haben und in diese Sackgasse geraten sind. Wahrscheinlich hat er selbst auch schon existenzielle Lebenskrisen durchlebt, sich darin hilflos gefühlt und die Hilfe eines Kollegen gesucht. Und er hat in seiner Arbeit oft beobachtet, dass man aus einer Krise auch wieder herauskommt und dass das Leben hinterher sogar wesentlich mehr Freude machen kann als vorher, weil man etwas daraus gelernt hat.

Wir halten fest: Wir haben in unserem Leben nicht nur Ermutigendes und Hilfreiches gelernt, sondern wir haben durch entsprechende Erfahrungen auch seelischen Schaden genommen. In der Psychotherapie sollen Hilfesuchende deshalb erst einmal verstehen lernen, was von dem Erlernten ihnen heute hinderlich ist. Das ist gar nicht so einfach, weil wir uns dabei von jenen tief verwurzelten Überzeugungen über uns und die Welt verabschieden müssen, von denen wir seit Langem glauben, dass sie zu unserer Identität gehören. Im zweiten Schritt geht es dann darum, Neues zu lernen und auszuprobieren – zunächst im Therapiezimmer, dann auch »draußen«. Psychotherapie ist also in erster Linie ein Lern- und Erfahrungsprozess. Er braucht eine gewisse Zeit, bringt Fort- und auch vermeintliche Rückschritte mit sich – aber es lohnt sich.

Ich selbst hatte bisher eine ganze Reihe von Krisen und habe immer wieder die Hilfe von Psychotherapeuten in Anspruch genommen – sicher mehr als die meisten anderen Menschen. Dabei habe ich mich selbst sehr viel besser kennengelernt. Anfangs habe ich mich dafür geschämt, dass ich auf Psychotherapie angewiesen war. Mittlerweile weiß ich, wie schön es ist, Hilfe zu bekommen, und dass es dann meist viel leichter wird. Denn ich habe die Erfahrung machen dürfen, dass einige meiner Therapeuten viel mehr Geduld mit mir und viel mehr Verständnis für mich hatten als ich selbst. Mein Leben ist durch die Therapie wesentlich unbeschwerter und erfüllter geworden. Inzwischen vereinbare ich deshalb relativ zügig einen Termin beim Therapeuten, wenn ich mit etwas nicht alleine zurechtkomme. Nach ein oder zwei Sitzungen bin ich dann meist wieder im Lot.

Wie eine Psychotherapie funktioniert, habe ich erst angefangen zu verstehen, als ich mich mit dieser Frage beruflich beschäftigt habe. Obwohl ich als Klient längst ein »Profi« war, hatte ich bis dahin keine Vorstellung davon, wie sie wirkt, was Therapeuten eigentlich tun und wie Heilung stattfinden kann. Mir erschien die Psychotherapie immer als eine Geheimwissenschaft, in die ich als Klient keinen Einblick bekommen soll. Einmal habe ich sogar einen Therapeuten danach gefragt, habe aber die unbefriedigende Antwort bekommen, dass er es auch nicht wisse. Das gilt sicher nicht für alle Therapeuten.

Weil ich der festen Überzeugung bin, dass es für den Erfolg der therapeutischen Arbeit hilfreich ist, wenn Therapeut und Klient auf Augenhöhe miteinander umgehen und nicht dauerhaft Geheimnisse voreinander haben, halte ich es auch für wichtig, dass die Therapie eben keine Geheimwissenschaft ist, sondern dass Klienten jederzeit darüber aufgeklärt werden, welche Strategie ihre Therapeuten gerade verfolgen und mit welchem Ziel. Wahrscheinlich denken Therapeuten oft einfach gar nicht daran, ihren Klienten zu erklären, was sie tun, weil es ihnen so selbstverständlich geworden ist. Und auch ich frage mich manchmal, ob ich meine Klienten aus Gewohnheit nicht zu sehr darüber im Dunkeln lasse. Eine wichtige Motivation, dieses Buch zu schreiben, war es deshalb, das schwarze Tuch vom »Hexenkessel« der Psychotherapie zu ziehen, damit jeder hineinschauen kann und weiß, was ihn erwartet – und damit Sie als Klient wissen, dass Sie immer danach fragen dürfen.

Natürlich hoffe ich auch, dass manche Leser aus der Lektüre den Mut schöpfen, die Chancen der Therapie wahrzunehmen, vor allem dann, wenn sie seelischen Leidensdruck haben. Die Psychotherapie als ein Lernfeld für sich nutzen kann aber jeder – auch wenn der Karren noch nicht vollkommen im Sand steckt. Denn Psychotherapie ist ein Entwicklungsbeschleuniger und fördert die eigene Lebendigkeit.

Vor der Therapie

1. Warum gehen Menschen zur Psychotherapie? – Diagnosen und Symptome

Die Psychotherapie hat die längste Zeit mit einem Minderwertigkeitskomplex zu kämpfen gehabt und hat sich auch heute noch nicht ganz davon befreit. Sie betrachtete sich nämlich als die kleine und vernachlässigte Schwester der Medizin und wollte dieselbe Anerkennung bekommen wie sie. Diese Anerkennung gibt es aber nur mit dem Nachweis der Wissenschaftlichkeit, also über Forschungsstudien und Publikationen. Die Voraussetzung dafür sind klar umrissene Diagnosen. Denn ohne Diagnose kann man die Effektivität einer Therapie nicht wissenschaftlich – und das bedeutet allgemeingültig – belegen: Wenn ein Hautarzt einen Fußpilz erfolgreich behandeln will, muss er ihn schließlich zuerst als solchen erkennen und von anderen Krankheitsbildern abgrenzen.

So gibt es seit Langem Klassifikationssysteme, in denen klar gegliedert alle seelischen »Störungsbilder« und »Krankheiten« verzeichnet sind (z.B. ICD oder DSM). Da ist von Zwängen und Ängsten zu lesen, von Depressionen verschiedener Schweregrade, von nächtlichem Bettnässen, Aufmerksamkeitsdefizitsyndromen, von Sucht (vgl. Kap. 26), Burn-out, Trauma (vgl. Kap. 25), Psychose oder Persönlichkeitsstörungen. Jede Therapieschule oder -richtung bringt ihren Auszubildenden bei, wie jede dieser Störungen nach den Regeln ihrer Kunst zu behandeln sei. Die Krankenkassen legen Wert darauf, dass Patienten möglichst schnell symptomfrei sind und haben deshalb in den letzten Jahrzehnten die Verhaltenstherapie favorisiert, weil viele Studien gezeigt haben, dass sie die Symptome der Klienten effektiv behandeln kann und darum die wenigsten Kosten verursacht. Neuere Forschungen relativieren das teilweise. (Dazu muss man wissen: Die Effektivität von Verhaltenstherapie lässt sich wissenschaftlich am leichtesten ermitteln, weil die Studien den Erfolg nur nach dem Abnehmen einzelner Symptome beurteilen. Der Erfolg tiefenpsychologischer Verfahren hingegen ist schwerer überprüfbar, weil sie nicht nur auf Veränderung der Symptome abzielen, sondern auf eine Veränderung der Persönlichkeit.)

Es ist sicher für jeden angehenden Therapeuten interessant, sich mithilfe der Klassifikationssysteme einen Überblick über die Bandbreite der seelischen Erkrankungen zu verschaffen, jedoch habe ich bisher noch keinen Einzigen meiner Klienten darin wiedergefunden – und wenn, dann nur in Ausschnitten. Wenn ein Psychiater (also ein Mediziner) das richtige Medikament verschreiben will, ist es natürlich sinnvoll, wenn er weiß, ob der Patient an einer Depression oder an einer Psychose leidet, und auch ein Psychotherapeut sollte natürlich wissen, wann ein Klient Medikamente braucht oder wann bestimmte therapeutische Interventionen schädlich sein können. Ansonsten halte ich die Bedeutung von Diagnosen in der Psychotherapie jedoch für überschätzt. Der eine oder andere Klient mag aufatmen, wenn ein Fachmann ihm anhand einer Diagnose erklärt, warum es ihm schlecht geht. Eine Diagnose hat aber auch Nachteile: Der Klient bekommt ein Etikett auf die Stirn geklebt, das er so schnell nicht mehr loswird, und kann sich stigmatisiert fühlen. (Einmal in den Akten kann eine Diagnose auch zu Problemen für den Patienten führen, wenn es um den Abschluss einer Versicherung oder um eine Verbeamtung geht.) Außerdem stellt eine Diagnose die vermeintlichen Defizite des Klienten in den Vordergrund und pathologisiert ihn. Damit verstärkt sich das Machtgefälle zwischen Helfer und Hilfesuchendem, und aus einer Begegnung zweier gleicher Partner wird eine hierarchische Beziehung zwischen einem »Gesunden« und einem »Kranken«.

Vor allem aber sind seelische Symptome nach meiner Erfahrung nicht mit einem Fußpilz zu vergleichen, den man sich mit etwas Pech im Schwimmbad holt. Vielmehr liegen ihnen hochkomplexe *Anpassungsleistungen* aus unserer Kindheit zugrunde, sodass sie eng mit unserer Persönlichkeit verknüpft sind. Das will ich kurz erklären: Kein Kind wächst in einem perfekten Elternhaus auf. Alle Mütter und Väter haben ihre menschlichen Schwächen und Grenzen und können mit ihren Kindern nicht immer so umgehen, wie es angemessen wäre und wie diese es bräuchten. Also müssen sich die Kinder an die Defizite ihrer Eltern anpassen und entwickeln dabei seelische »Fehlhaltungen«. Diese helfen ihnen zwar, besser mit ihren Eltern zurechtzukommen, in ihrem späteren Leben stehen sie ihnen aber oft im Weg und wachsen sich zu eigenen Defiziten aus. Je schwerwiegender die Beschädigungen sind, die sie als Kinder erlitten haben, desto stärker kann die Einschränkung sein, die daraus erwächst.

Die Aufgabe des Psychotherapeuten ist es deshalb in meinen Augen, gemeinsam mit dem Klienten die *Geschichte* hinter dem Zwang, der Angst, der Depression, der Sucht oder den Panikattacken zu entschlüsseln und einen Weg zu neuen und heilsamen Erfahrungen zu ermöglichen. Das kann nur individuell geschehen und nicht nach Schema F. Verhaltenstherapeuten haben dagegen klare Behandlungsabläufe, um zum Beispiel Ängste und Zwänge zu behandeln – zumindest in der Theorie (vgl. Kap. 9): In der Praxis weichen viele Verhaltenstherapeuten aber auch davon ab und lassen sich durch andere Ansätze bereichern.

Ein Beispiel: Stefanie

Stefanie ist Anfang dreißig und hat große Angst vor Krankheiten, Ärzten und medizinischen Untersuchungen. Sie bekommt manchmal Panikattacken, wenn sie nur ein Wort wie »Spritze« oder »Kopfschmerzen« liest. Permanent fürchtet sie sich vor einer lebensbedrohlichen Diagnose, hat für eine Laiin ein erstaunliches medizinisches Wissen und beobachtet alle Veränderungen ihres Körpers mit großer Aufmerksamkeit und Sorge. Ihre Ängste haben sich mittlerweile auch auf andere Gebiete ausgeweitet: So fürchtet sie sich zum Beispiel panisch vor Spinnen und hat Angst, dass ihr Arbeitgeber ihr bald kündigen wird. Obendrein verurteilt sie sich noch für derartige »Wahnvorstellungen« und gibt sich die Schuld an ihren Ängsten. Ein Psychiater, also ein Arzt für Psychiatrie, würde bei ihr wahrscheinlich unter anderem eine Phobie, also eine Angststörung, diagnostizieren.

Weil ich davon überzeugt bin, dass die meisten seelischen Beschwerden ihren Ursprung in unseren früheren Erfahrungen haben, frage ich Stefanie nach ihrer medizinischen Vergangenheit. Es stellt sich heraus, dass sie als achtjähriges Mädchen zwei Wochen allein in einer Klinik verbracht hat, weil sie Verdauungsprobleme hatte. Niemand klärte sie über ihre Situation auf, niemand tröstete sie oder gab ihr Geborgenheit. Besuch von den Eltern bekam sie nur am Wochenende. Sie verbrachte die ganze Zeit mit der Sorge, dass irgendeine schlimme Krankheit im Verborgenen ihres Körpers wütete und ihr großen Schaden zufügte.

Außerdem musste Stefanie in ihrer Jugend regelmäßig zum Ohrenarzt, weil ihre Hörfähigkeit angeblich bedroht war. Vor jeder Untersuchung fürchtete sie tagelang, der Arzt würde ihr diesmal bestimmt ankündigen, dass sie demnächst taub werde – eine Sorge, die sich später übrigens als unbegründet herausstellte. Auch in dieser Situation hatte sie niemand informiert.

Bei unseren Gesprächen versteht Stefanie langsam, dass ihre Ängste nachvollziehbar aus realen Situationen und Erfahrungen herrühren, und kann auch ihre Schuldgefühle Stück für Stück verringern. Ihr wird klar, dass sie als Kind die unzutreffende Überzeugung angenommen hat, dass etwas Grundlegendes mit ihr als Person nicht in Ordnung sei und sie die Kontrolle über ihr Schicksal und ihre Gesundheit nur behalten könne, indem sie ständig auf der Hut ist.

Wie jeder Baum sich aus vielen Wurzelspitzen ernährt, die in unterschiedliche Böden reichen, so haben auch Stefanies Ängste mehrere Ursachen, die einander in feinem Zusammenspiel ergänzt haben. Deshalb nehmen wir in den ersten Monaten der

Therapie auch ihre Familiengeschichte unter die Lupe, das Verhältnis zu ihren Eltern und Geschwistern sowie die Beziehungen zu ihren Klassenkameraden und Freunden. Denn hätte sie zum Beispiel Eltern gehabt, die ihre Not gesehen und ihr Trost und Bestätigung gespendet hätten, dann hätte sie ihre Ängste wahrscheinlich nicht entwickelt.

Wie Stefanie hat jeder Mensch seine einzigartige Geschichte. Sein Seelenleben setzt sich aus Millionen kleiner Erfahrungsfacetten zusammen und hat sich über Jahre hinweg in unzähligen Situationen entwickelt. Jeder Mensch verarbeitet seine Erfahrungen deshalb auf seine ganz individuelle Art und Weise: Wenn also ein paar Facetten in Stefanies kindlichem Universum anders ausgesehen hätten, wäre es durchaus möglich gewesen, dass sie eine andere Symptomatik entwickelt hätte. Denkbar wären zum Beispiel ein zwanghaftes Verhalten, dem häufig magisches Denken zugrunde liegt (»Wenn ich mir jeden Tag zwanzig Mal die Hände wasche und mich sieben Mal dusche, kann ich eine tödliche Krankheit abwenden.«), eine Neigung zu depressiven Episoden mit Minderwertigkeitsgefühlen (»Wenn ich liebenswert gewesen wäre, hätten meine Eltern mich sicher nicht allein in der Klinik gelassen.«), oder vielleicht auch ein sexsüchtiges Verhalten (»Ich fühle mich nur dann gesund und lebendig, wenn ich von möglichst vielen Männern sexuelle Bestätigung bekomme.«).

Wenn diese Überlegungen stimmen, ist es also eher nebensächlich, mit welcher Symptomatik Klienten in die Psychotherapie kommen oder welche Diagnose der Therapeut dann stellt. Folglich gäbe es natürlich auch keinen objektiv und einzig richtigen »Behandlungsplan« eines Symptoms.

Die relativ junge Psychotherapie ist natürlich insofern tatsächlich eine kleine Schwester der Medizin, als es ihr Ziel ist, Menschen in ihrem Leid Hilfe und Linderung zu bringen. Sie hat aber auch noch andere große Geschwister, die ihr mindestens ebenso nahe stehen, zum Beispiel die Philosophie und die Literatur. Denn auch sie stellen Fragen nach den großen Themen unseres Seins: Was ist der Sinn des Lebens? Wie führen wir ein möglichst reiches und erfüllendes Leben? Wie werden wir der Verantwortung für uns und für andere gerecht? Welche Bedeutung hat der Tod für unser Leben? Wie gestalten wir ein gutes Miteinander mit anderen Menschen?

2. Bin ich psychisch krank?

Krankheit ist Definitionssache. Die Maßstäbe dafür setzen Menschen fest und damit bestimmen sie auch, für welche Befindlichkeiten die Allgemeinheit die Behandlung finanziert und für welche nicht. So sollen auch die Kosten für das Gesundheitssystem begrenzt werden. Eine Salbe für den erwähnten Fußpilz muss der Patient zum Beispiel meist selbst bezahlen, und wer Kopfschmerzen oder einen Schnupfen hat, gilt ebenfalls nicht als krank. Gewisse Beschwerden bringt das menschliche Dasein eben von Zeit zu Zeit mit sich, ohne dass der von ihnen Betroffene gleich als »krank« zu bezeichnen wäre. Natürlich kann man trotzdem etwas gegen die Kopfschmerzen oder den Fußpilz unternehmen, aber eben auf eigene Kosten.

Deshalb genehmigen die Krankenkassen auch eine Psychotherapie nur, wenn eine klare Krankheitsdiagnose festgestellt werden kann: Wer zum Beispiel die Diagnose »Depression« bekommt, hat Anspruch auf eine durch die Allgemeinheit finanzierte Psychotherapie. Natürlich muss man aber nicht so lange warten, bis man eine psychische Krankheit hat, sondern kann schon vorher etwas für seine seelische Gesundheit tun: Wer Probleme mit seinem Selbstwertgefühl hat, nicht genug Energie für seine Lebensaufgaben aufbringen kann, auf einen Burnout zusteuert oder mit anderen Menschen immer wieder dieselben Schwierigkeiten hat, kann beim Psychotherapeuten Hilfe bekommen. Möglicherweise findet der Therapeut dann sogar einen Weg, bei der Krankenkasse eine Therapie genehmigt zu bekommen, andernfalls bezahlt man die Honorare selbst. Es kann guttun, sich in solchen Fällen aus eigener Kraft zu helfen und sich nicht auf die Allgemeinheit zu verlassen. Natürlich muss man nicht wegen jedem Wehwehchen zum Therapeuten laufen. Wenn wir aber merken, dass bestimmte Probleme immer wieder in unserem Leben auftauchen, sollten wir uns fachliche Hilfe suchen – auch um ernsthaften Erkrankungen vorzubeugen, die im schlimmsten Fall längere Arbeitsunfähigkeit oder Klinikaufenthalte nach sich ziehen.

Viele Menschen, die sich mit der Frage auseinandersetzen, ob sie »psychisch krank« sind, denken gleich an einen stationären Aufenthalt in der Psychiatrie und haben die Vorstellung, sie seien dann nicht mehr zurechnungsfähig oder kurz davor, »wahnsinnig« zu werden. Hier muss man klarstellen, dass es viele Menschen gibt, die tatsächlich Psychiatrieaufenthalte hinter sich haben und vielleicht auch Medikamente (vgl. Kap. 37) brauchen, aber trotzdem ein normales Leben führen. Sie haben möglicherweise während ihrer Krankheitsphase ganz oder teilweise den Kontakt zu dem verloren, was ihre Mitmenschen die »Realität« nennen, und waren auf den schützenden Rahmen einer Klinik angewiesen, sind aber danach – mit oder ohne Medikamente – wieder lebensfähig und fallen in ihrer Umwelt vielleicht gar nicht auf.

Die meisten Menschen, die zu einem Psychotherapeuten gehen, leiden aber nicht an so einer schweren psychiatrischen Krankheit. Sie befinden sich zum Beispiel in einer Lebenskrise, die alte Wunden aufreißt, müssen mit besonders belastenden Umständen oder neuen Herausforderungen fertigwerden oder haben sich in ihrer Kindheit und Jugend Verhaltensmuster zulegen müssen, die sie in ihrem Erwachsenenleben zunehmend behindern. Manche Menschen sind aufgrund ihrer Vorgeschichte auch verletzlicher als andere und geraten leichter aus dem Gleichgewicht.

Außerdem führt auch unser modernes Leben dazu, dass mehr Menschen Psychotherapie in Anspruch nehmen: Früher konnte man sich mit seinen Sorgen an den Pfarrer wenden – heute fühlen sich immer weniger Menschen den Kirchen und ihren Institutionen verbunden. Früher boten Großfamilie oder (dörfliche) Nachbarschaft ein soziales Netzwerk – heute leben viele Menschen als Singles und vielleicht sogar anonym in Großstädten, was ihnen eine höhere Kontaktfreudigkeit abverlangt. Früher war der Lebensweg für viele klar vorgezeichnet und es gab wenig Wahlmöglichkeiten – heute muss fast jeder in den freien und ungleich vielfältigeren westlichen Gesellschaften pausenlos Entscheidungen treffen, um seinen Lebensweg zu finden, ohne immer ausreichend Orientierung zu haben.

Ich persönlich finde die Frage nach dem »Krankheitswert« nicht so vordringlich. Denn eine psychiatrische Diagnose trägt, wie wir gesehen haben, nicht unbedingt zur Lösung bei und heftet dem Betroffenen dafür ein Stigma an. Statt *Krankheit* zu definieren kann ich mir auch überlegen, was ich unter meiner persönlichen *Gesundheit* verstehe und was mir dazu fehlt. Dann will ich nicht in erster Linie etwas Negatives loswerden, sondern etwas Positives in mein Leben holen: Ich möchte zum Beispiel mit Selbstvertrauen auf die Welt und die Menschen zugehen, möchte Konflikte fruchtbar austragen oder mich selbst annehmen. Therapeuten sind dafür da, eine solche Entwicklung zu begleiten.

Psychotherapie ist also nicht nur ein wirksames Mittel gegen psychische Erkrankungen und beugt ihnen vor, sondern sie ist auch ein Entwicklungsbeschleuniger. Die meisten Menschen lernen sich im Rahmen einer Therapie noch einmal tiefer kennen, entdecken ihre wahren Bedürfnisse und lernen, mehr Verantwortung für sich zu übernehmen und tragfähige Entscheidungen zu treffen. Sie können die werden, die sie eigentlich sind, und hören auf, unkritisch den (vermeintlichen) Erwartungen der Umwelt zu entsprechen. Außerdem werden ihnen langjährige Beziehungsmuster bewusst und sie können ihre Partnerschaften oder das Miteinander am Arbeitsplatz freier und leichter gestalten.

Wenn Sie sich fragen, ob sie eine psychische Erkrankung haben, oder wenn Sie sich mit seelischen Symptomen herumschlagen, sollten Sie auch immer daran denken, dass als Ursachen auch organische Befunde infrage kommen. Gerade Depressionen, die zu den häufigsten seelischen Krankheitsbildern gehören, entstehen immer wieder auch, weil Leber, Nieren, Schilddrüse oder Darm nicht richtig arbeiten oder weil ein Vitaminmangel besteht. Auch Medikamente oder Drogen können Depressionen auslösen. Im Zweifelsfall sollten Sie also auch einen Besuch beim Arzt in Erwägung ziehen.

3. Ich muss das doch allein schaffen!

Wenn wir in unserem Elternhaus nicht die Unterstützung bekommen haben, die alle Kinder brauchen, um selbstbewusste und zufriedene Menschen zu werden, kommen wir zu der inneren – vielleicht sogar unbewussten – Überzeugung: »Ich muss es allein schaffen. Mir ist nicht zu helfen. Ich bin es auch gar nicht wert, dass man mir hilft. Also muss ich mein Leben allein auf die Reihe bekommen. Und wenn mir das nicht gelingt, dann bin ich gescheitert!« Gerade die Menschen, die die Unterstützung eines Therapeuten am dringendsten bräuchten, haben es also am schwersten, sich eine Therapie zu gestatten. Wie ungerecht!

Folgende Erkenntnis kann helfen: Unsere kindlichen Überzeugungen über uns und die Welt haben meist nicht so viel mit uns und der aktuellen Welt zu tun, sondern mehr mit den Persönlichkeiten, Lebenssituationen und Ressourcen unserer Eltern und den Schlüssen, die wir als Kinder daraus gezogen haben. Wenn Mütter oder Väter nämlich selbst zu wenig Zuwendung von ihren Eltern bekommen haben, wenn sie vielleicht in einer wichtigen Lebensphase des Kindes schwer krank sind, wenn sie depressiv sind, wenn sie eine unglückliche Ehe führen oder alleinerziehend sind, wenn es in der Familie ein schwer krankes oder behindertes Kind gibt oder wenn ihre Lebensverhältnisse aufgrund von Arbeitslosigkeit, Armut, Not oder Krieg unter besonderen Belastungen stehen, dann haben viele Eltern gar nicht die Kraft oder Zeit, angemessen auf die Bedürfnisse ihrer Kinder einzugehen.

Natürlich können die Kinder am wenigsten dafür, aber trotzdem sind die oben beschriebenen Glaubenssätze oft tief in uns verwurzelt und entfalten ihre Macht auch noch im Erwachsenenleben, weil wir sie früh verinnerlicht haben und weil sie sich in unserer Kindheit ja als passend erwiesen haben: Wenn wir möglichst früh selbstständig wurden und ohne allzu viel Hilfe von unserer Eltern auskamen, haben wir dafür von ihnen wahrscheinlich Anerkennung bekommen – oder zumindest weniger Kritik.

Deshalb warten viele Menschen unnötig lange, bis sie die Hilfe eines Therapeuten in Anspruch nehmen. Solange die alten Grundüberzeugungen sie einigermaßen durchs Leben tragen, halten sie aus nachvollziehbaren Gründen an ihnen fest. Meist können sie sich erst zu einer Therapie überwinden, wenn sie einen Zusammenbruch oder eine schwere Krise erleben oder schon gar nicht mehr leben wollen. Wenigstens ist das dann manchmal eine gute Motivation für Veränderungen.

Hier noch ein Gegengift gegen die alten Glaubenssätze: Wer sein kaputtes Auto rechtzeitig zur Reparatur bringt, erspart sich viel Ärger, und wer sich beizeiten medizinische oder psychotherapeutische Hilfe holt, sorgt für sich, übernimmt Verantwortung für sein Leben und investiert in seine Zukunft. Nach meiner beruflichen und privaten Erfahrung sind Menschen, die sich auf die Abenteuerreise einer Therapie begeben, neugierige, mutige, kraftvolle und kluge Menschen, die ihr Leben in die Hand nehmen. Sie wollen wissen, wer sie sind, ihre Vergangenheit besser verstehen und neue Erfahrungen machen. Die allermeisten Menschen kommen von dieser Reise gereift und fröhlicher zurück.

4. Wann ist der richtige Zeitpunkt für eine Therapie?

Jetzt! – Spaß beiseite: Die Unterstützung eines Therapeuten kann in manchen Lebenssituationen oder -phasen jeder gut gebrauchen. Der amerikanische Gestalttherapeut Erving Polster hat einmal gesagt: »Psychotherapie ist viel zu schade, um nur den Kranken vorbehalten zu sein.« Wer sich aber schon selber fragt, ob er vielleicht eine Therapie machen sollte, der hat sicher gute Gründe dafür und sollte nicht unnötig abwarten. Ein hoher Leidensdruck ist zwar für manchen eine gute und anhaltende Motivation zu einer Therapie, die Zeit, bis man sich dazu durchgerungen hat, kann aber eine quälende Durststrecke sein und viel Energie und Lebensfreude kosten. Außerdem kann zu langes Aushalten längerfristige Probleme nach sich ziehen: Depressionen können sich chronifizieren, zu lange ertragener seelischer Stress kann zu Herz-Kreislauf-Erkrankungen führen, erhöhter Konsum von Alkohol oder Drogen kann körperliche Schäden und Suchtverhalten verursachen. Außerdem belasten seelische Probleme auf Dauer die Beziehungen zu anderen Menschen, auch zu Lebenspartnern. Und wer Kinder hat, läuft Gefahr, zu viel von der eigenen Last unbewusst und ungewollt an sie weiterzugeben.

Um ihre körperliche Gesundheit kümmern Menschen sich ganz selbstverständlich, indem sie Sport treiben oder sich bewusst ernähren. Wer Tennis lernen oder ein Instrument spielen möchte, nimmt selbstverständlich Stunden bei einem Lehrer und weiß, dass das Lernen nie aufhört. Bei unserer seelischen Gesundheit gehen wir dagegen davon aus, dass sie naturgegeben sei und nicht immer wieder hergestellt werden müsse.

Wer zu lange gewartet hat, bis er sich für eine Psychotherapie entscheidet, hat dann oft zu hohe Erwartungen an sie. Wenn sich der »Karren« aber einmal richtig »festgefahren« hat, sollte man nicht erwarten, dass ein Therapeut ihn in kurzer Zeit wieder auf die richtige Bahn bringt. Deshalb ist es vernünftig, dass heute immer mehr Menschen ihr Seelenleben aufmerksamer beobachten und sich frühzeitig für eine Psychotherapie entscheiden, ohne wirklich »krank« zu sein. Eine Therapie kann uns helfen, bewusster und intensiver zu leben, erfreulichere Kontakte zu anderen Menschen zu haben, herauszufinden, wer wir sind und was uns im Leben wichtig ist, und auch mit immer wiederkehrenden kleineren und größeren Lebensproblemen leichter umzugehen. Der Psychotherapeut wird dann abklären, ob beim Patienten eine Symptomatik vorliegt, die Krankheitswert hat. Denn nur dann kann er der Krankenkasse gegenüber auch vertreten, dass sie die Therapie genehmigen und die Kosten dafür übernehmen sollte

5. Bin ich geeignet für eine Therapie?

Der Therapeut ist kein Schuster, zu dem man einen abgelaufenen Schuh bringt, um ihn dann nach einer Woche frisch besohlt wieder abzuholen. Psychotherapie ist auch keine Behandlung wie eine Massage oder eine Operation. Sie ist ein Entwicklungsprozess und eine Veränderung der Psyche. Entwickeln können wir uns aber nur, wenn wir selbst teilnehmen und uns engagieren.

Wie sieht dieses Engagement aus? Voraussetzung ist, wirklich etwas an seinem Leben ändern zu wollen und sich dafür auch anzustrengen. Das heißt, wir sollten bereit sein, nicht so schnell aufzugeben, sondern »dranzubleiben«, auch wenn es einmal schwierig oder mühsam wird. Ein gewisser Leidensdruck kann dafür hilfreich sein.

Engagement bedeutet zunächst einmal, regelmäßig und pünktlich die vereinbarten Termine einzuhalten, dann aber auch, sich offen auf die Beziehung zum Therapeuten einzulassen und freimütig auszusprechen, was einen bewegt – auch was diese Beziehung betrifft. Ziel sollte sein, im Laufe der Therapie möglichst alle Geheimnisse irgendwann zu lüften (vgl. Kap. 16). Weil es darum geht, uns besser kennenzulernen und vor uns selbst nichts geheim zu halten, sollten wir neugierig auf unser Innenleben sein und vor dem Therapeuten möglichst nichts zurückhalten – weder, was unser eigenes Leben und unsere Geschichte betrifft, noch wenn wir dem Therapeuten gegenüber Ärger oder Enttäuschung empfinden. Dafür brauchen wir Aufrichtigkeit, Mut und Beherztheit, aber natürlich auch Vertrauen. All das muss in der Therapie oft erst einmal erarbeitet werden.

In der Therapie sollten wir bereit sein, uns unseren verdrängten belastenden Gefühlen zu stellen. Verdrängt haben wir sie aus gutem Grund – weil sie nämlich vermutlich einmal schmerzhaft waren. Meist haben wir sie so gründlich verdrängt, dass wir noch nicht einmal wissen, dass es sie gibt. Diese Verdrängung hatte lange einen Sinn, nämlich den Schmerz zu vermeiden, der mit diesen belastenden Gefühlen verbunden war. Das hat aber den Nachteil, dass wir dabei auch wesentliche Teile von uns selbst unterdrückt haben und somit weniger lebendig geworden sind. Wenn wir wieder mehr wir selbst und lebendiger werden wollen, ist es hilfreich, in diesen dunklen Keller unserer Seele zu schauen. Es ist, wie wenn der Arzt ein Furunkel aufschneidet: Es tut weh, Eiter kommt zum Vorschein und auch der Heilungsprozess ist noch eine Weile schmerzhaft. Nach einer intensiven Therapiestunde ist man deshalb oft erschöpft und fühlt sich benommen. Das subjektive Befinden kann sich in der Therapie zeitweise sogar verschlechtern, weil wir verdrängte Gefühle und Tatsachen bewusster erleben (vgl. Kap. 30). Auf Dauer können wir uns diese Gefühle und Erkenntnisse aber wieder aneignen und lernen, mit ihnen umzugehen.

In einer gut verlaufenden Therapie verstehen wir so immer besser, wer wir sind, was wir brauchen und was wir nicht gebrauchen können. Wir sollten bereit sein und den Mut haben, dieses Wissen in unserem Leben dann auch auszuprobieren und umzusetzen – natürlich in kleinen Schritten und ohne uns zu überfordern.

Therapie ist also Arbeit und kein Spaziergang. Sie ist aber auch ein großes Geschenk und eine Entwicklungschance: Nirgendwo in unserem Erwachsenenleben dürfen wir erleben, dass sich ein anderer Mensch so vollkommen auf uns und unsere Bedürfnisse einstellt und uns bedingungslos Wohlwollen und Warmherzigkeit entgegenbringt. Nirgendwo sonst versucht ein anderer Mensch so intensiv, uns und unsere Denk- und Verhaltensmuster zu begreifen und Lösungen mit uns zu erarbeiten.

6. Ich habe doch schon eine Therapie gemacht!

Menschen, die in die Therapie kommen, sind unterschiedlich schwer belastet. Wie groß ihre Probleme in der Gegenwart sind, hängt davon ab, wie früh sie in ihrer Kindheit seelischem Stress ausgesetzt waren, wie intensiv, wie lange und wie oft. Manchmal kommen im Laufe einer Kindheit und Jugend auch unterschiedliche Stressfaktoren zusammen, die in verschiedenen Entwicklungsphasen aufgetreten sind.

Ein wesentlicher Faktor für die gesunde seelische Entwicklung eines Kindes ist, wie stabil die Beziehungen zu seinen Hauptbezugspersonen – meist den Eltern – sind. Je sicherer und geliebter das Kind sich in der Beziehung zu den Eltern fühlt, desto mehr lernt es, später auch vertrauensvolle Beziehungen zu anderen Menschen einzugehen – und davon hängt sein Wohlbefinden in seinem weiteren Leben entscheidend ab. (In der Fachsprache sprechen wir von »sicher gebundenen Kindern«.) Je weniger es sich dagegen auf die Beziehung zu seinen Eltern verlassen kann, desto größer ist das Risiko für seelischen Stress mit bleibenden Folgen. Eltern können ihren Kindern aber natürlich oft nur die Geborgenheit und Nähe geben, die sie selber erfahren haben.

Deswegen haben sicher gebundene Menschen schon nach wenigen Monaten Therapie wieder so viel Boden unter den Füßen, dass sie ihren Weg allein weitergehen können (einige von ihnen wollen trotzdem noch von der Therapie profitieren und ihre Lebensqualität weiter verbessern). Bei unsicher gebundenen Menschen kann es Monate oder sogar Jahre dauern, bis sich Veränderungen in ihrem Leben zeigen – auch weil sie mit dem Therapeuten erst positive Bindungserfahrungen nachholen müssen (vgl. Kap. 9).

Immer wieder kommen auch Klienten in die Therapie, die schon bei einem oder mehreren Therapeuten waren, oft auch über lange Zeit. Es gibt keine allgemeingültige Regel, wann ein therapeutischer Weg – wenn überhaupt – zu Ende ist. Die Krankenkassen haben zwar Grenzen festgesetzt, wie viele Therapiestunden sie in welchem Zeitraum bewilligen, das hat aber mehr mit dem Kostenrahmen zu tun, den sie nicht überschreiten wollen, als mit dem individuellen Bedarf eines Hilfesuchenden.

Manchmal hört man den scheußlichen Ausdruck, dass jemand »austherapiert« sei, dass ihm also keine Therapie mehr helfen könne. Ich bin davon überzeugt, dass das nicht zutrifft und dass jeder Mensch immer entwicklungsfähig ist, solange er mit einem anderen Menschen in Kontakt sein kann. Vielleicht haben seine bisherigen Therapeuten nur noch nicht den richtigen Weg zu ihm gefunden. Vielleicht waren sie auch nicht die passenden für ihn oder haben etwas Wesentliches in der Therapie übersehen (oder es hat sich noch nicht gezeigt) – auch Therapeuten sind nur Menschen. Manchmal stellt sich in oder nach einer Therapie auch heraus, dass der Klient noch einen Therapeuten braucht, der auf ein bestimmtes Gebiet spezialisiert ist (Trauma, Essstörung, Borderline-Persönlichkeit etc.). In jedem Fall gilt: Solange jemand motiviert ist, an seinen Themen zu arbeiten, lohnt es sich immer, diesen Weg fortzusetzen oder wieder aufzunehmen, und ich habe es des Öfteren erlebt, dass Klienten erst beim zweiten oder dritten Therapeuten die gewünschten Erfolge hatten.

7. Couch oder heißer Stuhl: Welche Therapieform ist die richtige?

Die Psychotherapie hat sich in den über 100 Jahren seit Sigmund Freud und seiner »Erfindung« der Psychoanalyse beständig entwickelt und verfeinert. Die Psychoanalyse ist zu vielen weiteren Erkenntnissen gekommen und es haben sich neue Psychotherapierichtungen gegründet. Jede Generation von Therapeuten hat aus den Fehlern der vorigen gelernt und neue Erfahrungen und Entdeckungen gemacht.

Die vielen therapeutischen Schulen stehen jedoch in einem heftigen Konkurrenzkampf. Es geht um wissenschaftliche Anerkennung, um Einfluss und natürlich um Geld. Generationen von Theoretikern und Praktikern der Psychotherapie haben sich viele ehrenwerte Gedanken gemacht, wie sie das Leid der Klienten lindern und ihnen zu mehr Lebensfreude verhelfen können. Jede Schule hätte aber gern die alleinige Deutungshoheit, und so belächeln und kritisieren viele Psychoanalytiker die Verhaltenstherapeuten, beide blicken oft auf die Vertreter der humanistischen Therapien herab, die wiederum gegen die »anerkannten« Verfahren aufbegehren und sich für allein seligmachend halten und so weiter. (Behalten Sie beim Lesen dieses Buches im Hinterkopf, dass ich als Autor vermutlich auch nicht völlig frei davon bin, auch wenn ich mich um Neutralität bemühe!)

Nach neueren Studien scheint es für den Erfolg einer Therapie aber keine so große Rolle zu spielen, aus welcher Schule ein Therapeut kommt.[1] Humanistische und psychodynamische Methoden sind offenbar mindestens ebenso wirksam wie die viel untersuchten verhaltenstherapeutischen. Denn erstaunlicherweise setzen Therapeuten mit zunehmender Erfahrung immer weniger die Techniken ein, die sie in ihrer Ausbildung erlernt haben. Sie stellen sich stattdessen flexibel auf ihre Klienten ein, schauen, was sie mit ihrer individuellen Geschichte und Psyche gerade brauchen, und weichen bei Bedarf auch von den Grundsätzen ihrer Therapieform ab. Nicht umsonst fordert der amerikanische Psychotherapeut Irvin Yalom provokativ, dass ein Therapeut danach trachten soll, für jeden Klienten eine eigene Therapieform zu entwickeln. Deshalb greifen erfahrene Therapeuten auch zu Methoden aus anderen Schulen und nutzen vor allem Inter-

1 Z. B. Wyl et al. (2016, S. 121ff.), Wampold et al. (2018, S. 206) oder Weinmann (2019, S. 51).

ventionen, die allen Psychotherapierichtungen gemeinsam sind: zum Beispiel indem sie ihren Klienten empathisch, wertschätzend und als authentische Beziehungspartner gegenübertreten oder ihnen Hoffnung auf den Erfolg der Therapie machen (ohne natürlich ein Heilsversprechen auszusprechen). Dabei entwickelt jeder Therapeut seinen ganz persönlichen Stil.

In der Therapieausbildung lehrt jede Schule, wie welche Intervention anzuwenden ist und welchen Sinn sie hat. Eine Intervention ist aber immer nur ein Werkzeug. Sie ist eingebettet in die Beziehung zwischen Klient und Therapeut und entfaltet ihre Wirksamkeit erst in dieser Beziehung. Deshalb bemühen sich erfolgreichere Therapeuten vor allem um eine wertschätzende, flexible und aufrichtige Beziehung zu ihren Klienten. Aller Wahrscheinlichkeit nach ist also der einzelne Therapeut wichtiger als die Schule, aus der er kommt. Trotzdem fühlen sich Menschen eher zu der einen Therapieform hingezogen als zu der anderen. Es gibt keinen Grund, dieser Neigung nicht auch zu folgen, wenn sie dabei auch ihren Therapeuten sorgfältig auswählen (vgl. Kap. 8). Werfen wir also einen Blick auf die Therapielandschaft in Deutschland.

Zunächst müssen wir zwei Arten von Psychotherapeuten unterscheiden. Die einen werden von den gesetzlichen Krankenkassen bezahlt: Voraussetzung dafür sind eine Approbation und ein Kassensitz. Zur Approbation zugelassen sind die Absolventen von drei Psychotherapieverfahren: *Psychoanalyse*, *Tiefenpsychologisch fundierte Psychotherapie* und *Verhaltenstherapie*. Sie alle dürfen sich nach ihrer Ausbildung und mit der Approbation *Psychologische Psychotherapeuten* nennen. Vor ihrer Therapieausbildung müssen sie in der Regel ein Psychologie- oder Medizinstudium absolviert haben (bei dem es aber zum großen Teil um Kenntnisse geht, die für die Psychotherapie nicht relevant sind).

Die Absolventen aller anderen Therapieverfahren sind vom Kassensystem ausgeschlossen. Ihre Heilerlaubnis bekommen sie nicht durch eine Approbation, sondern durch eine (auf die

Psychotherapie beschränkte) Heilpraktikerprüfung. Obwohl sie Psychotherapie anbieten, dürfen sie sich nicht »Psychotherapeuten« nennen, und ihre Klienten müssen die Therapiekosten in der Regel selbst tragen (Ausnahme: Wenn Patienten nachweisen, dass sie keinen kassenfinanzierten Therapieplatz bekommen, genehmigen manche Krankenkassen auch eine andere Therapierichtung; manche private Kassen finanzieren auch die Therapie bei psychotherapeutischen Heilpraktikern). Zu diesen Therapieformen gehören humanistische Verfahren wie *Gestalttherapie*, *Personenzentrierte Psychotherapie* (auch: »Klientenzentrierte Psychotherapie« oder »Gesprächstherapie«), *Psychodrama*, *Transaktionsanalyse* und *Logotherapie* (auch: »Existenzanalyse«); Anerkennung genießen in der Fachwelt außerdem die *Systemische Psychotherapie* (auch: »Systemische Familientherapie«), die *Hypnotherapie* oder verschiedene *Körperpsychotherapien* (z.B. Bioenergetische Analyse, Biodynamik, Biosynthese, Tanztherapie). Des Weiteren gibt es neben kreativtherapeutischen Ansätzen wie Kunsttherapie oder Musiktherapie noch eine Vielzahl anderer Verfahren.

Im Psychotherapeutengesetz von 1999 war ursprünglich vorgesehen, dass die Vertreter der drei von den Kassen zugelassenen Therapierichtungen auch anderen Verfahren den Zugang zum Kassensystem ermöglichen. Dazu ist es bisher nicht gekommen. Man kann vermuten, dass der eigentliche Grund dafür nicht die Qualität der »alternativen« Verfahren ist, sondern die zusätzlich drohende Konkurrenz. Wenn nämlich der Kuchen der Gelder, die für die psychotherapeutische Versorgung der Bevölkerung vorgesehen sind, nicht mehr nur durch drei geteilt wird, sondern durch vier, fünf oder sechs, wird das Kuchenstück für jede einzelne Therapierichtung zwangsläufig kleiner. Außerdem verteilen sich dann auch die angehenden Therapeuten über die Ausbildungsinstitute von mehr Therapierichtungen und die etablierten Institute verlieren zahlende Ausbildungskandidaten.

Ein Vergleich: Man stelle sich vor, der Gesetzgeber entscheidet, dass auf den Autobahnen nur noch die Autos der Hersteller

A, B und C fahren dürfen und dass diese drei Hersteller in Zukunft darüber entscheiden sollen, welche weiteren Automarken die Autobahnen eines Tages auch benutzen dürfen. Es liegt nahe, dass diese drei Hersteller ihren Konkurrenzvorteil nicht aufgeben wollen und darum zu der Überzeugung gelangen, dass die anderen Automarken die dafür nötigen Qualitätskriterien selbstverständlich nicht erfüllen. Dementsprechend würde sich nichts an den gesetzlichen Vorschriften ändern und die Hersteller A, B und C würden weiter gute Geschäfte machen. Oder würden Sie etwa ein Auto kaufen, das nicht auf der Autobahn fahren darf?

Wer eine Psychotherapie in Anspruch nehmen möchte, muss sich in Deutschland also zunächst entscheiden, ob er einen approbierten und von den Krankenkassen zugelassenen Therapeuten aufsucht oder einen psychotherapeutischen Heilpraktiker. Der Kassentherapeut hat natürlich den großen Vorteil, dass die Krankenkasse zunächst eine beträchtliche Anzahl von Sitzungen finanziert und so für den Klienten erst einmal keine Kosten entstehen. Aus diesem Vorteil ergeben sich aber auch Nachteile: Weil es deutlich mehr therapiebedürftige Menschen gibt als kassenfinanzierte Therapieplätze, ist der Andrang bei den Kassentherapeuten hoch. Dementsprechend schwer ist es oft, bei ihnen einen Platz zu bekommen. Es können Wochen vergehen, bis ein Klient einen Termin für ein Erstgespräch erhält. Gegebenenfalls kommt er dann auf eine Warteliste und die eigentliche Therapie kann erst nach Monaten beginnen. Viele Therapeuten müssen Hilfesuchenden sogar sagen, dass sie ihnen erst in einem Jahr oder noch später einen Therapieplatz anbieten können. Deshalb besteht die Gefahr, dass Klienten irgendwann froh sind, überhaupt einen Platz ergattert zu haben, selbst wenn sie sich nicht sicher sind, ob der Therapeut der richtige für sie ist. Daraus folgt auch, dass es praktisch keine Konkurrenz unter Kassentherapeuten gibt: Wer heute einen Kassensitz bekommt und sich ein Praxisschild an die Tür schraubt, hat nach kürzester Zeit einen vollen Terminkalender, egal wie erfolgreich er arbeitet. Weil es vergleichsweise wenige Therapieplätze gibt, hat der Therapeut natürlich auch mehr Macht. Schließlich ist er viel weniger auf den einzelnen Klienten angewiesen als dieser auf ihn. Manche Therapeuten nutzen das aus und schreiben ihren Klienten zum Beispiel vor, wann und wie viel Urlaub sie während der Therapie nehmen dürfen, ohne die Kosten für die Ausfallstunden selbst übernehmen zu müssen, oder legen fest, dass sie wegen Krankheit ausgefallene Stunden selbst bezahlen müssen. Einer Beziehung auf Augenhöhe kann ungleich verteilte Macht aber abträglich sein.

Wer sich aus diesen Gründen lieber für einen psychotherapeutischen Heilpraktiker entscheidet, hat zwar die freie Auswahl, bekommt relativ leicht einen Therapieplatz und es wird nirgendwo aktenkundig, dass er eine Therapie gemacht hat; dafür muss er aber selbstständig überprüfen, ob der Therapeut die gewünschte Qualifikation hat. Denn die Hürden zu einem Praxisschild sind hier relativ niedrig: Die Heilpraktikerprüfung kann man in kürzester Zeit absolvieren und muss dafür meist auch keine mehrjährige Therapieausbildung mit einem bestimmten Curriculum nachweisen. Während Kassentherapeuten in ihrem Berufsleben immer wieder Fortbildungen nachweisen müssen, ist der Heilpraktiker dazu nicht verpflichtet.

Außerdem muss der Klient seine Therapie beim Heilpraktiker wie gesagt meist selbst bezahlen. Dazu ein Rechenbeispiel: Eine Therapiesitzung (à 50–60 Minuten) kostet seriöserweise meist zwischen 80 und 100 Euro und die meisten Klienten nehmen pro Jahr – je nach Leidensdruck – 20 bis 40 Sitzungen in Anspruch. Nach dieser groben Rechnung fallen für die Therapie im Monat zwischen 130 und 330 Euro an. Das muss man sich leisten können – und wollen.

Wer die Entscheidung für einen Kassentherapeuten oder psychotherapeutischen Heilpraktiker getroffen hat, kann zwischen einer Vielzahl von Therapieverfahren wählen. Im Folgenden gebe ich einen kurzen Überblick über eine Auswahl der psychotherapeutischen Verfahren – zunächst über die drei, für die die

Krankenkassen in Deutschland die Kosten übernehmen.[2] Behalten Sie beim Lesen immer im Hinterkopf, dass das nur ein Versuch ist, in aller Kürze die Grundannahmen des jeweiligen Verfahrens darzustellen, um eine etwaige Vorstellung davon zu geben. Zum einen wird der einzelne Therapeut dieser Lehre wie gesagt nicht uneingeschränkt folgen, weil er sich mit vielen anderen Methoden fortgebildet hat, und zum anderen werden die Vertreter dieser Lehre mit Recht anmerken, dass diese kurze Darstellung der Komplexität der jeweiligen Therapierichtung nicht gerecht wird.

Psychoanalyse

Die Psychoanalyse zielt vor allem darauf ab, unbewusste Konflikte des Klienten (meist aus der Kindheit) bewusst zu machen. Dabei ist nach ihrer Auffassung die rationale Gehirntätigkeit eher hinderlich, weil der Mensch viele dieser Konflikte schon früh verdrängt hat (verdrängen musste) und sich davor fürchtet, sie ins Bewusstsein dringen zu lassen. Sobald ein Konflikt aber bewusst ist, verliert er nach Ansicht der Psychoanalyse seine beeinträchtigende Wirkung. Aufgedeckt werden soll das Unbewusste durch das Durcharbeiten von Träumen oder in der freien Assoziation, das heißt, indem der Klient ohne Zensur des Verstandes »frei von der Leber weg« alles ausspricht, was ihm in den Sinn kommt. Analytiker freuen sich auch über (Freud'sche) Versprecher, weil sich in ihnen ebenfalls unzensierte Botschaften des Unbewussten verbergen können.

---

2 In *Österreich* sind eine Vielzahl von Therapieverfahren staatlich anerkannt und werden von den Krankenkassen bezuschusst (pro Psychotherapiestunde je nach Kasse zwischen 21,80 und 50 Euro). In der *Schweiz* übernehmen die Krankenkassen (bei einem Selbstbehalt) die Kosten, wenn der Therapeut entweder Arzt ist oder wenn er bei einem Arzt angestellt ist. Wer die Therapiekosten bei anderen niedergelassenen Therapeuten erstattet bekommen möchte, braucht eine Zusatzversicherung. Die Kassen genehmigen zunächst 40 Sitzungen.

Weil das Liegen nach Sigmund Freud die unzensierte Äußerung und die Regression (= Wiedererleben von Gefühlen und Verhaltensmustern aus der Kindheit) fördert, liegt der Analysand klassischerweise auf der Couch und der Analytiker sitzt hinter ihm, ohne dass der Klient ihn sehen kann und muss. So soll der Klient sich vor allem seinem Innenleben zuwenden und weniger dem Therapeuten, aber möglichst viele seiner inneren Beziehungskonflikte auf den Analytiker übertragen und durcharbeiten können. Viele Psychoanalytiker verzichten inzwischen aber auch auf die Couch und sitzen ihren Patienten gegenüber.

In der Psychoanalyse ergreift der Therapeut wenig Initiative und lässt meist seinen Klienten sprechen (vgl. Kap. 32). Ihr geht es um eine tief greifende Arbeit an der Persönlichkeit des Klienten. Für seine Symptome interessieren sich Analytiker deshalb weniger. Sie geben auf persönliche oder fachliche Fragen oder Provokationen selten befriedigende Antwort und wirken darum oft distanziert. Sie sind »abstinent«, zeigen also möglichst wenig von sich selbst, um eine möglichst große Projektionsfläche für den Klienten zu bieten. Statt eine Antwort zu geben stellen Sie deshalb eher die Frage: »Warum möchten Sie das (gerade jetzt) von mir wissen?«, damit wir Klienten mit uns selbst und unseren Bedürfnissen und Denk- oder Verhaltensmustern in Kontakt kommen.

Nach Sigmund Freud finden psychoanalytische Sitzungen mehrmals in der Woche statt und können sich auch über viele Jahre erstrecken. Die Krankenkassen genehmigen maximal 300 Sitzungen.

Tiefenpsychologisch fundierte Psychotherapie

Die Tiefenpsychologisch fundierte Psychotherapie (TP) ist eine Art »abgespeckte« Psychoanalyse. Sie geht ebenfalls davon aus, dass der Erwachsene seine – oft unbewussten – Konflikte in der Kindheit und im Kontakt mit wichtigen Bezugspersonen erworben hat. Wie die Psychoanalyse versucht die TP diese Konflikte zu lösen, indem sie die Ursachen aufspürt, deutet und durcharbeitet. Von der Psychoanalyse hat sie auch die Vorstellung übernommen, dass Konflikte mit dem Lebenspartner oder der Chefin des Klienten »Übertragungen« von frühen konflikthaften Beziehungen zu Eltern oder anderen nahen Bezugspersonen sind. Die TP geht jedoch nicht so sehr in die Tiefe wie die Psychoanalyse und zielt nicht vornehmlich auf eine strukturelle Veränderung der Persönlichkeit ab. Denn sie will den Menschen möglichst schnell wieder »funktionsfähig« machen und kümmert sich daher vorwiegend um aktuelle Konflikte oder um eine zu bewältigende Lebenskrise. Deshalb fördert sie weder die Regression noch das zeitaufwendige freie Assoziieren. Der Klient liegt nicht auf der Couch, sondern sitzt dem Therapeuten gegenüber. Der Therapeut ist aktiver und zugänglicher und geht in einen persönlicheren Kontakt mit dem Klienten. Die Sitzungen finden in der Regel ein- bis zweimal in der Woche statt. Die Kasse bewilligt maximal 100 Sitzungen.

Verhaltenstherapie

Dass der Mensch wieder »funktioniert«, ist auch das oberste Ziel der Verhaltenstherapie. Sie geht davon aus, dass jeder Mensch seine negativen Gefühle und seelischen Konflikte *erlernt* hat und dass er sein seelisches Befinden verbessern kann, indem er zuträglicheres Verhalten erlernt und einübt. So können die Angst vor Spinnen oder ein Waschzwang verlernt werden und wer sich oft einsam fühlt, lernt, mehr auf andere Menschen zuzugehen und dadurch positive Erfahrungen zu machen. Die Verhaltenstherapie bemüht sich eher darum, Symptome zum Verschwinden zu bringen, als die Ursachen zu ergründen oder die Persönlichkeit tiefgreifend zu entwickeln. Die Klienten bekommen vom Verhaltenstherapeuten Hausaufgaben: Sie führen etwa Protokoll über ihre Symptome, machen Übungen (z. B. zur Entspannung) oder strukturieren ihren Tagesablauf. Die Verhaltenstherapie hat für die unterschiedlichen Störungen spezifische Behandlungsprogramme entwickelt, die in der Therapie durchgearbeitet werden. Eine Reihe von Techniken hat sie dafür auch von anderen Schulen übernommen. Diese Schulen bezweifeln jedoch teilweise, dass die Verhaltenstherapie tatsächlich auch den Geist dahinter integriert habe. Die Krankenkassen genehmigen bis zu 80 Sitzungen.

Systemische Therapie

Die Systemische Therapie (auch: »Systemische Familientherapie«) sieht den Menschen in seinen (familiären) Beziehungen und versucht zu verstehen, wie er sich in diesen Bindungen entwickelt hat. Damit sich der Einzelne – zum Beispiel in einer Familie – verändern kann, sollten sich auch die anderen Familienmitglieder verändern. Man kann das mit einem Mobile vergleichen: Wenn man es an einer Stelle berührt, kommen alle Teile in Bewegung.

Ein Beispiel: Oft bringen Eltern ein »schwer erziehbares Kind« zum Therapeuten, damit er es wieder »normal« macht. Systemische Therapeuten sehen das Kind dagegen eher als Symptomträger von unzuträglichen Familienstrukturen. So sind manche Kinder unbewusst nur deshalb verhaltensauffällig, damit die Eltern die Zerrüttung ihrer Beziehung überbrücken und sich gemeinsam um es kümmern. Der Systemische Therapeut wird in einem solchen Fall also auch die Beziehung der Eltern in den Fokus nehmen und zusammen mit ihnen schauen, wo Veränderungen möglich sind. Wenn das gelingt, kann das Kind seine unbewusst »inszenierte« Verhaltensauffälligkeit oft »loslassen«.

Ebenso im Fokus hat die Systemische Therapie das *innere* System, also innere Anteile. Innere Anteile werden dabei als Facetten der Persönlichkeit verstanden, die analog zum äußeren System – also dem familiären oder sonstigen sozialen Kontext – strukturiert sind und damit auch im Gegensatz zueinander stehen können. Menschen erleben dies oft als einen Zustand der inneren Zerrissenheit, was Entwicklungsprozesse nachhaltig blockieren kann.

Gestalttherapie

Wie alle *humanistischen Verfahren* geht die Gestalttherapie davon aus, dass jeder Mensch alle Voraussetzungen in sich trägt, um ein erfülltes und gesundes Leben zu führen, wenn seine Umgebung ihm nur die richtigen Bedingungen dazu liefert und er selbst Verantwortung für sich übernimmt. Eine solche gesundheits- und entwicklungsfördernde Umgebung wollen die humanistischen Therapien dem Klienten bieten. Sie wollen den Menschen nicht in erster Linie zum Funktionieren bringen, sondern ihm die Möglichkeit geben, zu entdecken, wer er wirklich ist, und dabei seine Persönlichkeit zu entfalten.

Die Gründer der Gestalttherapie waren Psychoanalytiker und wollten eine Therapieform entwickeln, die nicht so sehr nach den Ursachen der aktuellen Probleme in der Kindheit forscht, sondern die Klienten stattdessen im Hier und Jetzt lebendiger werden lässt. Dazu haben sie erlebnisaktivierende und konfrontierende Techniken entwickelt.

Themen einer gestalttherapeutischen Sitzung sind das dringlichste Anliegen des Klienten und das Hier und Jetzt in der Begegnung mit dem Therapeuten. Der Begriff »Gestalt« meint die kleinste Erlebnis- und Wahrnehmungseinheit des Menschen. Wenn diese Gestalten sich in der Therapiestunde »öffnen« und in den Vordergrund kommen, versucht der Therapeut dem Klienten seine Muster erfahrbar zu machen und neue Erfahrungen zu ermöglichen. Der Klient lernt im Kontakt mit sich wahrzunehmen, was ihm jetzt gerade behagt oder nicht behagt und welche Signale ihm sein Körper dabei sendet (z. B. ein zugeschnürter Hals, ein warmes Gefühl im Bauch oder ein Kribbeln in den Beinen). Von dort aus erkunden Klient und Therapeut den sogenannten »Hintergrund« des augenblicklichen Empfindens – also welche früheren Erfahrungen zu diesen (meist wiederkehrenden) Empfindungen geführt haben. Ziel ist, dass der Klient in dem betrachteten Konflikt eine neue und positive Erfahrung macht. Um das Thema ins Hier und Jetzt zu holen, hat die Gestalttherapie einige Techniken wie zum Beispiel das Arbeiten mit dem leeren Stuhl entwickelt. (Fritz Perls, einer der Gründer der Gestalttherapie, hat den »heißen Stuhl« verwendet.)

Der Klient kann auch neue Erfahrungen *im Kontakt mit dem Therapeuten* machen. Wer zum Beispiel einen strengen und fordernden Vater hatte, kann erleben, dass der Therapeut ihm geduldig und wohlwollend gegenübertritt. Wer sich nie getraut hat, sich gegen seine übergriffige Mutter zu wehren, kann das in einem Rollenspiel mit einem leeren Stuhl nachholen oder am Therapeuten ohne Risiko ausprobieren.

Personenzentrierte Psychotherapie

Auch in der Personenzentrierten Therapie (auch: »Klientenzentrierte Therapie« oder »Gesprächstherapie«) steht die Begegnung zwischen Klient und Therapeut im Vordergrund. Der Therapeut versteht sich nicht als Experte und wendet keine Techniken an, sondern er pflegt eine gleichwertige, mitfühlende, authentische und wertschätzende Beziehung zum Klienten, in der der Klient der Experte für sich selbst ist. Es geht um die persönliche Entwicklung des Klienten und nicht darum, seine Probleme zu lösen oder seine Symptome zu beheben. Der Gedanke dahinter: Wenn er sich in der Therapie zu einem selbstbestimmten, selbstbewussten, würdevollen und freien Menschen entwickelt, werden seine Probleme und Symptome laut der Personenzentrierten Therapie von selbst verschwinden. Der Therapeut fördert die Stärken und Fähigkeiten des Klienten.

Dieser lernt durch die Aufmerksamkeit und die Wertschätzung des Therapeuten, selbst achtsamer in sich hineinzuhören, sich anzunehmen, wie er ist, und für sich zu sorgen. So kann er auch offene und tragfähige Beziehungen herstellen.

Gesprächstherapeuten nutzen oft die Technik des *Focusing* (Eugene Gendlin), die jeder auch für sich selbst erlernen und anwenden kann. Dabei geht es darum, anhand von Körperempfindungen vergessene Ursachen von seelischen Problemen wieder zu erinnern und eine Lösung für die Probleme zu finden.

Psychodrama

Das Psychodrama setzt – wie die Gestalttherapie – den Fokus nicht nur auf Reden, sondern auf Erleben und Handeln. So inszenieren die Klienten problematische Szenen ihres Lebens und spielen sie nach. Wenn sie Alternativen zu ihren gewohnten Handlungsmustern ausprobieren, hat das oft eine befreiende und belebende Wirkung.

Transaktionsanalyse

Die Transaktionsanalyse geht davon aus, dass der Mensch verschiedene Ich-Anteile in sich trägt: ein *Kind-Ich* (spontan, kreativ, abhängig, rebellisch, unangepasst, unkontrolliert), ein *Eltern-Ich* (verinnerlichte Anteile der Eltern wie Fürsorge, aber auch Kritik und Bevormundung) und das *Erwachsenen-Ich* (vernünftig, realitätsnah, gegenwartsnah, lösungsorientiert). Dabei ist keiner diese Ich-Anteile besser oder schlechter als der andere, aber manchmal kann ein Anteil in der aktuellen Situation mehr oder weniger angemessen sein.

Die Transaktionsanalyse versucht, diese Zustände klar voneinander abzugrenzen, wenn sie getrübt oder vermischt sind. Außerdem achtet sie darauf, wo der Klient ein »Spiel« spielt, zum Beispiel unbewusst und in kindlicher Weise andere manipuliert, um Zuwendung zu erhalten oder wichtige Erfahrungen zu vermeiden. Schließlich analysiert sie auch das »Skript« des Klienten, also seinen unbewussten Lebensplan, und stärkt seine positiven Seiten, um Alternativen zu diesem Skript zu entwickeln.

Logotherapie

Die Logotherapie (auch: »Existenzanalyse«) sieht sich teilweise im Widerspruch zur Psychotherapie. Es geht ihr nicht um Vergangenheitsbewältigung, sondern darum, das Leben als ein vergängliches und möglicherweise schweres anzunehmen und einen Sinn in ihm zu finden. Anders als bei den anderen humanistischen Ansätzen soll der Klient nicht lernen sich als der, der er ist, anzunehmen, sondern nach dem Ideal eines selbstbewussten, selbstverwirklichten und sinnvollen Lebens streben. Der Weg zum Sinn geht über Kreativität und Schaffen, intensives Erleben und wertvolle Einstellungen dem Leben und dem Menschsein gegenüber.

Hypnotherapie

Bei der Hypnotherapie (auch: »Hypnosetherapie«) lässt sich der Klient vom Therapeuten in eine hypnotische Trance versetzen. Diese Trance ist eine Art Tiefenentspannung, in der der Klient durchaus wach ist und die Kontrolle behält, die es ihm aber erlaubt, Zugang zu unbewussten Ebenen zu erhalten und sie für seine Veränderung zu nutzen. Der Therapeut spricht während der Trance von Alternativen zum bisherigen Empfinden und Handeln des Klienten und entwickelt Bilder, wie er seine Ziele erreichen kann. Weil die Trance eine Offenheit für diese Suggestion ermöglicht, können diese neuen Vorstellungen Körper und Seele beeinflussen, Fähigkeiten und Selbstwirksamkeit mobilisieren und tief verankerte negative Überzeugungen oder Blockaden auflösen. Die hypnotherapeutische Ausbildung ist eine Zusatzqualifikation von Psychotherapeuten. Die Hypnose wird im Rahmen einer Psychotherapie angewendet und verlangt eine vertrauensvolle Beziehung zum Therapeuten.

Pesso-Therapie

Wenn Menschen in ihrer Kindheit Entbehrungen oder Beschädigungen erleben mussten und davon auch als Erwachsene noch beeinträchtigt werden, stellt die Pesso-Therapie (benannt nach ihrem Gründer Al Pesso) diesen negativen Prägungen positive an die Seite. Dabei leitet der Therapeut den Klienten dazu an, in seiner Vorstellung innere Bilder davon zu entwickeln, wie er als Kind – gewissermaßen im Nachhinein – mit wichtigen Bezugspersonen nährende, schützende, Halt gebende und unterstützende Erfahrungen macht. Diese neuen »Erinnerungen« sollen im Gedächtnis verankert werden, um die erlittenen Entbehrungen zu lindern. Pesso-Therapeuten würden also sagen: »Es ist nie zu spät für eine schöne Kindheit.«

Körperpsychotherapien

Die Körperpsychotherapien gehen davon aus, dass seelische Erfahrungen auch im Körper gespeichert sind, weil Körper, Seele und Geist eine Einheit bilden. (Dass der Körper bei seelischen Vorgängen beteiligt ist, spüren wir z. B., wenn wir weinen, lachen oder unter seelischem Stress leiden, der mit Bauchschmerzen oder Verspannungen einhergeht.) Vor allem Säugling und Kleinkind, die noch kein entwickeltes Bewusstsein haben und noch nicht sprechen können, erleben viele psychische Phänomene vor allem auf körperlicher Ebene. Körperpsychotherapeuten nutzen den Zugang zum körperlichen Erleben, um diese frühen Erfahrungen spürbar werden zu lassen und hier auch durch gezielte Bewegungen und dosierten Körperkontakt in heilsamer Absicht zu intervenieren. Zu den körpertherapeutischen Verfahren zählen unter anderem die Bioenergetische Analyse, die Biodynamik, die Biosynthese, die Konzentrative Bewegungstherapie, die Integrative Bewegungstherapie und die Tanztherapie.

Neurobiologisch wirkende Therapien

Neurobiologisch (also auf die Biologie des Gehirns) wirkende Techniken wie EMDR[3] oder ROMPC[4] kommen vor allem in der Traumatherapie zum Einsatz (beides sind Zusatzausbildungen). EMDR-Therapeuten versuchen traumatische Inhalte zu entmachten, indem sie die Klienten horizontale Augenbewegungen machen lassen, wie sie in den REM-Phasen des Schlafes stattfinden. ROMPC-Therapeuten nutzen mit demselben Ziel ebenfalls solche Augenbewegungen oder Augenblinzeln und klopfen alternativ Meridianpunkte im Gesicht und an den Händen (vgl. Kap. 25). Beide Techniken stimulieren wohl das limbische System des Gehirns und tragen dazu bei, dass Erlebnisse, die aufgrund von Traumatisierung unverarbeitet waren, nachträglich vernetzt und besser verarbeitet werden können (vgl. Kap. 25).

Kreativitätsorientierte Therapien

Mit Musiktherapie, Kunsttherapie und Maltherapie können Klienten Gefühle erfahren und ausdrücken. Sie sind erlebnisaktivierend, geben Selbstbewusstsein und verhelfen zu einem tieferen Kennenlernen der eigenen Person.

---

3 EMDR: *Eye Movement Desensitization and Reprocessing*

4 ROMPC: *Relationship-oriented Meridian-based Psychotherapy, Counselling and Coaching*

Gruppentherapie

Psychotherapie muss nicht im Zweiergespräch zwischen einem Klienten und einem Therapeuten, sondern kann auch in der Gruppe stattfinden. Mehrere Therapieformen haben Konzepte für die Gruppentherapie entwickelt, zum Beispiel Verhaltenstherapie, Psychoanalyse, Gestalttherapie, Psychodrama oder Personenzentrierte Therapie. Der große Vorteil der Gruppentherapie ist, dass Klienten mit den anderen Gruppenmitgliedern reale Beziehungserfahrungen machen und ihre Beziehungsmuster durch Experimentieren erweitern können. Zudem ist der Stundensatz für eine Gruppentherapiestunde niedriger als der für eine Einzelstunde.

Man sieht also: Während es in der Medizin eine allgemeine Lehre – die Schulmedizin – gibt, haben sich die Psychotherapeuten (noch) nicht auf eine »Schulpsychotherapie« geeinigt. Trotzdem sollte man sich nicht von der Vielzahl der Therapierichtungen erschlagen lassen. Einige von ihnen sind ohnehin keine vollumfassenden Psychotherapien, sondern eher Techniken, die sich Therapeuten im Laufe ihres Berufslebens als Zusatzqualifikationen aneignen und in ihr schon erlerntes Handwerkszeug integrieren.

Viele Therapeuten haben sich längst für die Vorgehensweisen anderer Schulen geöffnet. So stehen selbst Psychoanalyse und Verhaltenstherapie einander nicht mehr so diametral gegenüber wie vor einigen Jahrzehnten und die meisten Therapeuten haben Interventionen anderer Ansätze in ihr Repertoire aufgenommen. Außerdem überschneiden sich die einzelnen Therapierichtungen immer wieder in wesentlichen Punkten: Das Gemeinsame ist mehr als das Trennende. Darüber hinaus entwickelt jeder Therapeut seinen ganz eigenen Stil und vielleicht auch ganz persönliche Techniken, mit denen er sich den Problemen seiner Klienten widmet – im Einzelfall vielleicht auch speziell für einzelne Klienten. Größere Sorgfalt als bei der Auswahl des therapeutischen Verfahrens sollte man deshalb bei der Auswahl des Therapeuten walten lassen, dem man sein Vertrauen schenken möchte.

8. Wer ist der passende Therapeut?

Der Erfolg einer Psychotherapie hängt laut aktuellen Studien nicht so sehr von der Therapierichtung ab. Wirksam sind vielmehr der einzelne Therapeut und die Beziehung, die er zu seinen Klienten aufbauen kann. Manche Therapeuten arbeiten erfolgreicher als andere und nicht jeder Therapeut passt zu jedem Klienten. Je schwerer ein Klient seelisch belastet ist, desto mehr kommt es darauf an, wie erfahren sein Therapeut ist und wie flexibel er eine therapeutische Beziehung gestalten kann. Aber auch effektive Therapeuten sind nicht mit jedem Klienten gleich erfolgreich und haben gelegentlich auch Misserfolge.[5]

Sie sollten sich auf keinen Fall blenden lassen und nach vermeintlichen Gurus oder Koryphäen suchen. Ein Professorentitel sagt zum Beispiel überhaupt nichts über die therapeutischen Qualitäten seines Trägers aus. Denn eine Professur bekommt man für Leistungen in der Forschung. In der Psychotherapie sind dagegen vor allem Fähigkeiten im zwischenmenschlichen Bereich gefragt wie Empathie, Aufrichtigkeit, Bescheidenheit, Verträglichkeit, Kooperation und Gesprächsführung. Auch Buchautoren sind nicht unbedingt gute Therapeuten.

Es bleibt also nichts anderes, als selbst auf die Suche zu gehen und sich seine eigene Meinung zu bilden. Eine Empfehlung von jemandem, der schon Erfahrungen mit einem bestimmten Therapeuten gemacht hat, kann ein erster Anhaltspunkt sein. Ansonsten finden Sie Therapeuten im Internet, über die Krankenkasse oder die Kassenärztliche Vereinigung. Viele Psychotherapiever-

5 Wyl et al. (2016, S. 135ff. u. 141ff.); Wampold et al. (2018, S. 87ff., 207ff., 231ff. und 303ff.).

bände haben auf ihren Webseiten auch eine Therapeutenliste. Einen wichtigen ersten Eindruck kann dann die Webseite eines Therapeuten geben.

Worauf sollte man also bei der Auswahl des Therapeuten achten? Es deutet vieles darauf hin, dass der Erfolg einer Therapie wesentlich davon abhängt, wie gut sich Klient und Therapeut verstehen und wie einig sie sich über ihre gemeinsame Arbeit sind.[6] Die Qualität der Beziehung zwischen den beiden ist für den Erfolg viel wichtiger als bei anderen Heilberufen.

Bei den ersten Gesprächen sollte man also beobachten, wie sich der Kontakt mit dem Therapeuten entwickelt. Wichtige Fragen sind hierbei: Mag ich ihn? Habe ich das Gefühl, dass er mir ebenfalls mit Sympathie begegnet? Ist er freundlich zu mir? Nimmt er sich Zeit für mich? Ist er konzentriert und geduldig? Fühle ich mich verstanden? Geht er auf mich und meine Bedürfnisse ein oder hat er eine starre Vorgehensweise, nach der ich mich richten muss? Macht er einen selbstsicheren Eindruck auf mich oder wirkt er unsicher oder überheblich? Fordert er zu viel von mir? Haben wir eine ähnliche Wellenlänge? Wirkt er seriös auf mich? Gewinne ich vielleicht schon im ersten Gespräch mit ihm neue Erkenntnisse über mich? Tritt er mir ehrlich, authentisch und glaubwürdig gegenüber oder gefällt er sich in der Pose des Allwissenden und Überlegenen? Kurz gesagt: Kann ich Vertrauen zu ihm fassen?

Außerdem hat sich gezeigt, dass es wichtig ist, dass Therapeuten eine gesunde Distanz zu ihren Klienten halten. Sie sollten zwar nicht kühl und unnahbar sein, aber auch keine taktlose Vereinnahmung anstreben. Sie sollten ihr Privatleben von dem ihrer Klienten getrennt halten, damit der therapeutische Raum für die Anliegen der Klienten frei ist (vgl. Kap. 23, 31 und 34).

Therapeuten dürfen keine Vorhersagen über den Erfolg der Therapie machen. Natürlich können sie dahingehende Zuversicht oder Hoffnung äußern, Heilsversprechen sind jedoch unse-

6 Wyl et al. (2016, S. 111ff.); Wampold et al. (2018, S. 87ff.).

riös. Dagegen ist es ein gutes Zeichen, wenn ein Therapeut eine gewisse Bescheidenheit an den Tag legt, was die Wirksamkeit seiner Arbeit anlangt. Denn die positive Entwicklung eines Klienten geht nicht von den »Heilkräften« eines Therapeuten aus, sondern vom Kontakt zwischen Klient und Therapeut – und für den tragen beide Verantwortung.

Sprechen Sie es unbedingt gleich in den ersten Stunden an, wenn Ihnen nicht gefällt, wie der Therapeut mit ihnen umgeht, auch wenn es sich nur Kleinigkeiten handelt! An seiner Reaktion erkennen Sie, wie verständnisvoll und selbstkritisch er ist oder wie unnachgiebig und rigide. Denn im Laufe der Therapie kann es zu kleineren oder größeren Konflikten kommen – und da ist ein offener und selbstkritischer Therapeut hilfreicher als ein nur von sich überzeugter, der keine Fehler eingestehen will. Und: Fragen Sie ihn frühzeitig nach seinen Konditionen und auch danach, ob er so lange für Sie zur Verfügung steht, wie Sie ihn brauchen – gegebenenfalls als Selbstzahler, wenn die von der Kasse bewilligte Stundenzahl erschöpft ist (vgl. Kap. 40 und 43). Wenn Sie schon in den ersten Sitzungen Zweifel haben oder irritiert sind, und sich diese Irritationen nicht gelegt oder sogar vergrößert haben, obwohl sie mit dem Therapeuten darüber gesprochen haben, dann rate ich Ihnen dringend, noch einen oder mehrere andere Therapeuten kennenzulernen.

Um sich für einen Therapeuten zu entscheiden, muss man also keineswegs vom Fach sein, sondern kann sich getrost auf seine Intuition verlassen. Trotzdem ist es ratsam, auch auf die Qualifikation des Therapeuten zu schauen. Er sollte eine mehrjährige Therapieausbildung in einem der etablierten Verfahren absolviert haben, die nicht nur Theorie beinhaltet, sondern vor allem auch umfangreiche Selbsterfahrung. Selbsterfahrung heißt, dass die angehenden Therapeuten in ihrer Ausbildung selbst als Klienten reichlich Therapie machen – allein und in der Gruppe. Denn nur wer seine eigene Psyche und Geschichte kennt, nur wer am eigenen Leib erfahren hat, wie Psychotherapie funktioniert und wirkt, nur wer weiß, wie es sich anfühlt, in der Klientenrolle zu sein, und wer seine eigenen »blinden Flecken« und Defizite intensiv angesehen und bearbeitet hat, der ist in der Lage, solche Prozesse auch bei anderen Menschen sauber, einfühlsam und wertschätzend zu begleiten. So wie ein Chirurg nicht eigene Keime in den Operationssaal tragen darf, so sollte auch ein Psychotherapeut seine eigenen Konfliktherde und Schwachpunkte nicht in die Beziehung zum Klienten tragen.

Ein Beispiel: Die ärgerliche Therapeutin

Eine Therapeutin spricht einen Klienten verärgert darauf an, warum er in letzter Zeit oft zwei Minuten zu spät komme. Die Kollegin hat natürlich recht, diese Frage zu stellen, denn gelegentlich hat das Zu-spät-Kommen in der Therapie eine besondere Bedeutung: So kann der Klient zum Beispiel einen Konflikt mit seinem Therapeuten haben oder sich vor der Stunde fürchten. Weil er sich nicht traut, die Sache direkt zu thematisieren, zeigen sich seine Gefühle subtiler und unbewusst, indem er zu spät kommt. Der Ärger der Therapeutin aber deutet darauf hin, dass sie einen eigenen Konflikt mit Zu-spät-Kommen hat. In der Therapiestunde stellt sich dann auch heraus, dass der Klient keinen Konflikt und auch keinen Widerstand gegen die Therapie in sich spürt. Im Gegenteil hat er sich im Kontakt mit der Therapeutin sogar entspannt, sodass er es sich »erlauben« konnte, nicht immer auf die Minute pünktlich zu kommen. Das will die Therapeutin aber nicht akzeptieren und beißt sich an der Sache fest. Der Klient hält dagegen, dass auch sie oft erst ein paar Minuten nach dem verabredeten Beginn der Stunde ins Therapiezimmer komme, woraufhin sie verärgert sagt, dass sie diese Zeit dann aber immer am Ende der Stunde nachhole – dem Klienten will sie diese Möglichkeit jedoch nicht einräumen. In der Supervision (vgl. Kap. 33) findet die Therapeutin dann heraus, dass der Klient mit seiner leichten Unpünktlichkeit einen wunden Punkt bei ihr berührt hat, weil sie es als mangelnde Wertschätzung ihrer Arbeit deutete.

Jeder Mensch hat seine wunden Punkte – und Therapeuten selbstverständlich auch. Wenn es also trotz aller Vorsicht geschieht, dass der Therapeut eigene Themen für die des Klienten hält oder überreagiert, kann er diese Verwechslung hoffentlich noch rechtzeitig erkennen und auflösen. Voraussetzung ist, das er in solchen Fällen zur Supervision geht und in seiner Ausbildung genug Selbsterfahrung gemacht hat. Dabei bekommt er die Sensibilität dafür zu unterscheiden, ob ein Thema mehr zu ihm gehört oder mehr zum anderen. Selbsterfahrung in Einzeltherapie konfrontiert den Einzelnen natürlich mehr mit sich und seinen Themen, als das in der Gruppe der Fall ist, wo man leichter »untertauchen« kann.

Damit Sie eine Vorstellung davon bekommen, wie viel Selbsterfahrung Therapeuten in ihrer Ausbildung machen, und vergleichen können, hier ein paar Beispiele:

- Psychoanalyse: 250 Stunden Selbsterfahrung (SE) + 250 Stunden Supervision (SV)
- Tiefenpsychologisch fundierte Psychotherapie und Verhaltenstherapie: 120 SE + 150 SV
- Gestalttherapie (DVG): 250 SE + 150 SV
- Systemische (Familien-)Therapie: 150 SE + 150 SV

Manche Ausbildungsinstitute – vor allem der Verhaltenstherapie – lassen die Selbsterfahrung ausschließlich in der Gruppe stattfinden und verzichten auf Einzeltherapie. 120 Stunden Gruppenselbsterfahrung sind jedoch an wenigen Wochenenden absolviert, wohingegen eine Lehrtherapie sich über mehrere Jahre erstreckt und somit einen Entwicklungsprozess begleitet.

»Therapeuten haben ja selbst alle einen an der Klatsche«, heißt es manchmal abfällig. Nach meiner Beobachtung stimmt es tatsächlich, dass die meisten Therapeuten in ihrem Vorleben seelischen Schaden genommen haben. Ich halte das aber für eine wichtige Qualifikation, sofern sie ihre eigenen Themen bearbeitet und im Blick haben. Denn dann wissen sie, wovon sie reden, können sich vorstellen, wie es ihren Klienten geht, und ihnen auf Augenhöhe begegnen. Ich halte übrigens nichts davon, die Menschen in Helfer und Hilfesuchende zu unterteilen. Wir sitzen alle im selben Boot und kommen alle gelegentlich in die Situation, dass wir Hilfe brauchen – so wie auch erfolgreiche Ärzte manchmal auf die Hilfe von Kollegen angewiesen sind und dann selbst Patienten sind.

Wahrscheinlich haben überhaupt alle Menschen seelische Beschädigungen erlitten – die einen mehr, die anderen weniger – und bei Therapeuten fällt es uns nur besonders auf, weil wir fälschlicherweise annehmen, sie müssten frei davon sein. Ich könnte mir vorstellen, dass diejenigen seelisch beschädigten Kinder, die später Therapeuten werden, sich von all den anderen nur durch eines unterscheiden: Sie sind »parentifiziert«, »zu Eltern gemacht« (aus lat. *parentes* = »Eltern« und *facere* = »machen«), das heißt, sie haben als Kinder früh gespürt, dass ihre Eltern seelisch bedürftig sind, und haben die Fähigkeit ausgebildet, die Not der Eltern zu lindern, und sich so ihre Zuwendung gesichert. Diese Fähigkeit können sie im Therapeutenberuf gut nutzen. Aber natürlich müssen sie in ihrer Ausbildung und danach auch die möglichen Gefahren dieses Musters erkennen lernen (z. B. »Helfersyndrom«).

Ein weiteres Qualitätskriterium ist, dass Therapeuten sich nach ihrer Ausbildung gelegentlich fortbilden. Eine lange Liste von Weiterbildungen auf der Webseite ist zwar kein Garant für eine gehaltvolle berufliche Fortentwicklung aber immerhin ein Indiz. Der dritte wichtige Baustein der Qualifikation ist schließlich die Supervision: Jeder Therapeut sollte – je nach Erfahrung – regelmäßig mit entsprechend ausgebildeten Kollegen über seine Arbeit sprechen – vor allem immer dann, wenn er sich mit einzelnen Klienten kurzfristig überfordert fühlt oder gerade nicht weiterweiß. Die Arbeit mit dem Supervisor stellt sicher, dass der Therapeut immer wieder neue Ideen für die Therapie bekommt, sich weiterentwickelt, blinde Flecken aufdeckt und dass ihm keine gravierenden Fehler unterlaufen.

Klienten dürfen ihre Therapeuten selbstverständlich danach fragen, welche Ausbildung sie gemacht haben, nach welchem

Verfahren sie arbeiten und wie sie es mit Supervision und Fortbildung halten. Daran, wie freimütig und ehrlich die Antworten auf solche Fragen ausfallen, können Klienten außerdem erkennen, ob ein Therapeut sich in die Karten schauen lässt und demnach zu einer aufrichtigen Beziehung auf Augenhöhe bereit ist oder ob er auf einen Machtvorteil Wert legt. Auch persönliche Fragen an den Therapeuten sind erlaubt, zum Beispiel nach eigenen Erfahrungen mit Krisen, nach seiner Lebenssituation, ob er diesen Beruf gerne ausübt und warum. Der Therapeut sollte natürlich nicht dauerhaft im Vordergrund stehen, aber eine Beziehung, die ausschließlich einseitig ist, ist keine Beziehung auf Augenhöhe.

Letzten Endes sollte die Entscheidung für einen Therapeuten in Einklang mit dem eigenen Bauchgefühl getroffen werden und nicht (nur) vom Kopf. Die entscheidenden Kriterien sind Vertrauen, eine gute Beziehung und das Gefühl, gut aufgehoben zu sein.

Es empfiehlt sich, mehrere Therapeuten kennenzulernen. Das kann eine Herausforderung sein, denn für viele Klienten ist es eine große Überwindung, nur mit einem Therapeuten einen ersten Termin zu vereinbaren und ihn wahrzunehmen. Da ist es verständlich, dass sie sich das nicht noch ein zweites oder drittes Mal antun wollen, aber die Wahl eines Therapeuten ist nicht mit der eines Hotelzimmers für eine Nacht vergleichbar, denn sie ist der erste Schritt auf einem längeren – vielleicht mehrjährigen – Weg mit diesem Menschen, ein Weg, der das eigene Leben ein bedeutendes Stück verändern soll. Es lohnt sich also, dafür Zeit zu investieren und Anstrengung auf sich zu nehmen. Man sollte erst »zugreifen«, wenn man ein wirklich gutes Gefühl hat.

9. Frau oder Mann?

Psychotherapie ist für viele Klienten auch eine Form der »Nachbeelterung«. Das heißt, die Therapeutin wird zu einer Art zweiter Mutter und der Therapeut zu einer Art zweitem Vater. Anders gesagt: Wenn wir zur Therapie gehen, übertragen wir unsere Beziehung zu Vater oder Mutter auf den Therapeuten. Das ist eine wunderbare Chance: Mit etwas Glück können wir nämlich so noch einmal eine liebevollere Mutter oder einen wohlwollenderen Vater haben als in unserer Kindheit und mit ihnen wichtige Erfahrungen nachholen. Die Fachleute nennen das »korrigierende Beziehungserfahrung«.

Ein Beispiel: Lisa

Es war schwer, mit Lisa in Kontakt zu kommen. Jeder Vorschlag, den ich ihr machte, missfiel ihr. Wenn ich eine Idee hatte, die vielleicht erklären könnte, warum sie gerade so oder so empfand, wischte sie sie vom Tisch und sagte, es sei ganz anders, ich würde sie vollkommen missverstehen. Wenn ich mich mit ihr über einen Fortschritt, den sie in meinen Augen gemacht hatte, freuen wollte, machte sie das mit einem Satz zunichte, ich hätte ja keine Ahnung, wie es in ihr aussehe. Manchen hatte sie mit ihrer kratzbürstigen Art sicher schon verscheucht, aber dennoch mochte ich diese trotzige junge Frau und ich spürte meist, dass ich ihre Angriffe nicht persönlich nehmen musste. Also suchte ich weiter nach richtigen Worten, Bildern und Gedanken für sie, hörte ihr aber vor allem zu und stellte Fragen. Es hat sehr lange gedauert, bis sie mein Interesse und meine Sympathie spüren konnte und auch dann noch hat sie mir immer wieder auch misstraut. Bei unseren Gesprächen stellte sich heraus, dass sie einen sehr kritischen Vater hatte, den sie als kleines Mädchen sehr liebte, der mit dieser Zuneigung aber nichts anzufangen wusste. Stattdessen stülpte er ihr seine Vorstellungen vom Leben, von den Menschen und von ihr selber über. Sie konnte sich an keine Situation erinnern, in der sie ihm wirklich nah gewesen war. Dass sie nie bei diesem Vater landen konnte, hatte sie enttäuscht und bitter werden lassen; sie hatte sich zum Schutz eine raue Schale zugelegt. Erst gegen Ende der Therapie wurde sie sanftmütiger und konnte dann auch mit sich selbst freundlicher umgehen.

Es könnte also sinnvoll sein, einen Therapeuten zu wählen, der dasselbe Geschlecht hat wie der Elternteil, den man in seiner Kindheit mehr vermisst oder der einen mehr verletzt hat. Dort liegt möglicherweise das größere Entwicklungspotenzial, denn natürlich gehen mit der Therapeutin eher die Mutter-Themen auf und mit dem Therapeuten eher die Vater-Themen. Bei der Therapeutenwahl kann es also auch ein Hinweis sein, wenn wir auf keinen Fall zu einem Mann (oder zu einer Frau) gehen wollen. Möglicherweise sollte man sich dann genau dafür entscheiden und nicht ausweichen. Allerdings können die realen Erfahrungen mit einem Vater auch zu schmerzhaft sein, um sich einem männlichen Therapeuten zu öffnen. Dann ist es vielleicht besser, zu einer Frau zu gehen (oder umgekehrt). Wenn die Mutter der zugewandtere Elternteil war, ist es für Kinder oft auch besonders schmerzhaft, dass sie die Defizite des Vaters nicht ausgeglichen oder sie nicht vor ihm beschützt hat. Sie fühlen sich dann von der Mutter im Stich gelassen. Dann kann es wohltuend sein, wenn sich in der Therapie jetzt die »Mutter« – in Person der Therapeutin – um das »Kind« kümmert.

An sich ist es aber gar nicht so wichtig, ob man nun zu einer Frau geht oder zu einem Mann. Denn es geht darum, sich auf eine wohltuende Beziehung einzulassen und dafür spielt das Geschlecht des anderen meiner Meinung nach eine untergeordnete Rolle. Entscheidend ist immer der konkrete Kontakt. Probieren Sie unterschiedliche Therapeutinnen und Therapeuten aus und entscheiden sie sich für den *Menschen* dahinter.

Männer und Frauen haben unterschiedliche therapeutische Stile. Frauen sind oft (nicht immer) empathischer und unterstützender als ihre männlichen Kollegen, die dafür häufig konfrontierender sind. Unterm Strich scheint beides erfolgreich zu sein. Mit einer Ausnahme: Klientinnen, die keinen großen Leidensdruck haben und mithilfe einer Therapie etwas an ihrem Leben ändern wollen, sollten tendenziell eher einen männlichen Therapeuten wählen. Der Grund: Die Einfühlsamkeit und Unterstützung der Therapeut*innen* bringt sie anscheinend weniger dazu, ihre Überzeugungen und Haltungen zu hinterfragen als die tendenziell konfrontierenderen männlichen Therapeuten.[7]

10. Bekomme ich in der Therapie eine Gehirnwäsche?

Eine Psychotherapie macht Angst – jedem. Sie ist schließlich eine Reise zu sich selbst und damit auch an Orte, die vielleicht beängstigend sind – schon alleine, weil man sie nicht kennt. Wir nehmen alle nur bestimmte Anteile von uns selbst wahr, andere haben wir verdrängt – genauer gesagt: mussten wir verdrängen –, weil unsere Eltern nicht mit diesen Anteilen zurechtgekommen sind. Alle Kinder sind zum Beispiel manchmal auch wütend auf ihre Eltern, weil sie von ihnen abhängig sind und die Eltern so viel Macht über sie haben. Dann würden die Kinder am liebsten sagen: »Du bist blöd!«, oder mit einer eingebildeten Pistole auf die Eltern schießen. Nicht alle Eltern können das ertragen und schimpfen mit ihren zornigen Kinder wegen deren Aggressionen (»Du hast die Mami wohl gar nicht mehr lieb!« Oder: »Wenn du so ungezogen bist, dann will ich dich nicht mehr sehen. Geh auf dein Zimmer!«). Die Schuld für den Konflikt gibt das Kind im Zweifelsfall immer sich selbst und kommt zu dem Schluss, dass es »böse« sei und die Eltern »gut«. Also schluckt es seinen Ärger runter oder verdrängt ihn. Das ist eine natürliche Reaktion, denn ohne die Zuwendung seiner Eltern wäre es verloren. Wenn genügend solcher Situationen stattfinden, kommt das Kind zu der Überzeugung, dass die Eltern es nicht lieb hätten, weil es gar nicht liebenswert sei.

Kein Wunder, dass dieser Mensch dann später keine große Lust hat, zu einem Therapeuten zu gehen. Denn er befürchtet, dass der Therapeut seine Seele durchleuchtet, dabei unweigerlich auf seine vermeintliche Schlechtigkeit stößt und ihn ebenso

7 Wyl et al. (2016, S. 149ff.).

ablehnt wie früher (vermeintlich) die Eltern. Jeder fürchtet sich davor, dass all seine unter Schmerzen verdrängten unangenehmen Anteile in der Therapie wieder ans Tageslicht kommen und mit ihnen auch diese Schmerzen.

Dieser *Widerstand* gegen die Therapie ist ganz normal und eigentlich auch sinnvoll. Wer will schon unnötigen Schmerz erleben und seine in langen Jahren bewährten Überzeugungen von sich und der Welt einfach über Bord werfen? Früher haben Therapeuten diesen Widerstand des Klienten als ihren Feind angesehen und wollten ihn brechen. Inzwischen gehen viele aber behutsamer mit ihm um und erkennen seinen Sinn. Entwicklung und Wachstum brauchen schließlich ihre Zeit und vollziehen sich in kleinen Schritten.

Sinnvolles Lernen läuft ja nicht so ab, dass man den Deckel einer Tonne anhebt und jede Menge Wissen oder Neues hineinwirft oder gar -stopft, sondern der Lernende kann Wissen und Erfahrungen nur nach und nach integrieren. Das bedeutet, er muss jeden einzelnen Bestandteil des Neuen aufmerksam betrachten, mit dem bisher Gelernten und seinen Vorstellungen vergleichen, schauen, ob er zu ihm passt, ausprobieren und ihn sich schließlich entweder einverleiben oder zurückweisen. Therapeut und Klient müssen sich für diesen Prozess also Zeit lassen.

Deswegen kann bei einer Therapie auch nicht von einer Gehirnwäsche die Rede sein. Es geht nicht darum, so zu werden, wie der Therapeut es sich vermeintlich vorstellt, sondern darum, zu sich selbst zu finden. Der Klient darf deshalb alle Anregungen, Vorschläge, Ideen oder Fragen des Therapeuten in Ruhe darauf hin prüfen, ob er sie integrieren will oder nicht.

Ein Beispiel: Gregor

Gregor kommt äußerst widerwillig in die Therapie. Er will dringend etwas an seinem Leben ändern, denn er leidet sehr unter einer unerfüllten Sexualität mit seiner Partnerin. Allerdings hat er kein gutes Bild von Psychotherapeuten. Zwei oder drei Therapieversuche hat er schnell wieder abgebrochen, weil die Therapeuten früher oder später nach seiner Kindheit fragten – und mit der wollte er nichts mehr zu tun haben.

Obwohl Gregor sich mir gegenüber kooperativ und freundlich gibt, bekomme ich gleich in unserem ersten Gespräch den Eindruck, dass sich dahinter eine regelrechte Wut auf mich verbirgt, weil er überhaupt hier sein muss. Es kommt mir so vor, als wenn es in ihm einen kooperativen Anteil gibt und einen rebellischen, der überhaupt keine Lust hat mitzuarbeiten. Ich schlage ihm deshalb vor, für jeden Anteil einen Stuhl aufzustellen und abwechselnd darauf Platz zu nehmen. Er ist einverstanden und setzt sich zunächst auf den kooperativen Stuhl. Dort erzählt er davon, dass er sich wünscht, seine Erektionsprobleme loszuwerden und weniger Stress mit seinen Vorgesetzten in der Bank zu haben. Beim Sprechen macht er einen liebenswürdigen und angepassten Eindruck. Anschließend setzt er sich auf den rebellischen Stuhl. Sofort verliert sein Körper jede Spannung, und Gregor rutscht mit dem Po bis auf die Stuhlkante vor. Er verschränkt abweisend die Arme vor der Brust, als wollte er mir sagen: »Du kannst mich mal! Ich mache jetzt überhaupt nichts mehr – und wenn du dich auf den Kopf stellst!« Formulieren kann er das so nicht, weil er sonst wahrscheinlich zu sehr in Konflikt mit seinem kooperativen Anteil käme. Als ich diese von mir vermuteten rebellischen Sätze versuchshalber für ihn ausspreche, müssen wir beide lachen. Ich sage ihm, dass ich seinen lustlosen und rebellischen Anteil respektiere und mich mit ihm anfreunden werde. Wann immer er keine Lust hat zu arbeiten, solle er es ruhig sagen. Wir könnten uns ja dann im Einzelfall anschauen, was dahintersteckt, sofern er damit einverstanden sei. Er müsse hier in der Therapie jedenfalls nichts tun, was er nicht wolle. Sofort entspannt sich Gregor ein wenig, wirft aber im weiteren Verlauf der Stunde immer wieder auch misstrauische Blicke in meine Richtung.

Beim nächsten Treffen erzählt er von den Konflikten mit seinem Chef. Noch bevor ich etwas darauf sagen kann, wird er ärgerlich: »Jetzt kommen Sie bestimmt gleich mit meiner schlimmen Kindheit und dem schlechten Verhältnis zu meinem

Vater.« Daran habe ich in dem Moment zwar gar nicht gedacht und sage ihm das auch; trotzdem notiere ich mir in Gedanken, dass der Vater noch ein wichtiges Thema werden könnte.

In den nächsten zwei Jahren sehen wir uns zweimal im Monat und Gregor tastet sich langsam an seine Kindheit und sein tatsächlich schlechtes Verhältnis zu seinem Vater heran. Nach und nach kann er sich seine schwierigen Gefühle dem Vater gegenüber ansehen und Mitgefühl für sich als kleinen Jungen aufbringen, der es wirklich nicht leicht mit diesem Vater hatte. Sein Verhältnis zu mir und auch das zu seinem Chef entwickeln sich positiv. Er lernt, mit seiner Partnerin über ihre gemeinsame Sexualität zu sprechen, und macht auch in diesem Bereich Fortschritte.

Die erwähnte Angst vor den Erfahrungen der Therapie und auch vor dem Therapeuten ist also nicht nur eine Grenze, die man meiden, sondern der man sich auch behutsam nähern kann. Denn sie zeigt, wo wir uns entwickeln können. Mein erster Therapeut – ein Psychoanalytiker – hat einmal zu mir gesagt: »Eigentlich müssten wir uns freuen, wenn wir eine Angst entdecken, denn sie zeigt uns, wo wir uns weiterentwickeln und uns neue Lebensräume erschließen können.« Die Kunst ist, uns nicht zu viel und nicht zu wenig zuzumuten. Die Mitbegründerin der Gestalttherapie, Laura Perls, war deshalb der Meinung: Entwicklung findet *an* der Grenze statt. Wer sich verändern möchte, der sollte sich also schon an seine Grenzen heranwagen, sie aber nicht überschreiten.

11. Das erste Mal beim Therapeuten

Psychotherapeuten, die über die Krankenkasse abrechnen, klären in bis zu drei Gesprächen erst einmal ab, welchen Bedarf der Klient hat und ob eine Indikation für eine Therapie besteht. Dafür dient die sogenannte »Sprechstunde«, das heißt, der Therapeut muss in der Woche mindestens 100 Minuten für solche Klärungsgespräche freihalten. Wenn er keine seelische Störung feststellt, sondern »nur« eine akute Krise oder besondere Belastungen mit einem bestimmten Thema, wird er Sie an eine Selbsthilfeeinrichtung oder eine Beratungsstelle überweisen, zum Beispiel zur Ehe-, Sucht- oder Erziehungsberatung.

Der Therapeut kann Ihnen auch eine sogenannte Akutbehandlung vorschlagen oder selbst anbieten. Diese Behandlung soll verhindern, dass akute Beschwerden sich chronifizieren, das heißt zu einem schwerwiegenden und dauerhaften Problem werden. Diese Akutbehandlung kann bis zu zwölf Sitzungen à 50 Minuten dauern (oder 24 Sitzungen à 25 Minuten). Sie muss nicht von der Krankenkasse genehmigt werden. Falls Sie danach noch mehr Therapie brauchen, aber noch keinen Therapieplatz bekommen, soll die Akutbehandlung Sie so weit stabilisiert haben, dass Sie eine gewisse Wartezeit verkraften können. Die Akutbehandlung wird auf das Kontingent einer eventuellen späteren Therapie angerechnet.

Wenn Sie und Ihr Therapeut eine Psychotherapie beginnen möchten, finden erst einmal zwei bis vier sogenannte »probatorische Sitzungen« statt. Dabei überprüfen Sie, ob Sie sich dem Therapeuten anvertrauen möchten (vgl. Kap. 8), und der Therapeut vergewissert sich, dass er für Sie offen ist und Sie bei ihm selbst keine eigenen unbearbeiteten Themen (»blinde Flecken«) anstoßen, die zu Verwicklungen und unprofessionellem Verhalten führen könnten. Außerdem sammelt er die Informationen, die er für einen Antrag bei der Krankenkasse braucht. Wenn Sie mehrere Therapeuten »ausprobieren« möchten, sind diese probatorischen Sitzungen auch mehrmals möglich.

Falls Sie beide übereinkommen, die Therapie zu beginnen, stellt der Therapeut einen schriftlichen Antrag bei der Krankenkasse. Entweder beantragt er eine Kurzzeittherapie von bis zu zweimal zwölf Sitzungen oder eine Langzeittherapie, die die Kasse – je nach Verfahren – bis zu einer Länge von 80 bis 300 Stunden finanziert (vgl. Kap. 7).

Falls Sie die Therapie *nicht* über die Krankenkasse laufen lassen, sondern selbst bezahlen, sind all diese Regularien nicht nötig, sondern Sie können frei mit einem Therapeuten Ihrer Wahl vereinbaren, wie Sie verfahren wollen. Dennoch empfiehlt es sich, nach den ersten vier bis fünf Sitzungen zu besprechen, ob Sie dauerhaft in die therapeutische Arbeit einsteigen wollen und zu welchen Konditionen. So klären Klient und Therapeut vor Beginn der eigentlichen Therapie, wie oft sie sich in der Woche oder im Monat treffen. Meist finden die Sitzungen wöchentlich oder 14-tägig statt (bei der Psychoanalyse auch bis zu dreimal in der Woche). Sinnvollerweise stimmen Sie die Häufigkeit danach ab, wie dringend Sie die Unterstützung im Moment brauchen, das heißt, wenn es Ihnen gerade besonders schlecht geht, sind kürzere Zeitabstände sinnvoll, und sobald die akute Krise überwunden ist, kann man die Frequenz herunterschrauben, auch um Stunden zu sparen. Eine Sitzung dauert im Regelfall 50 Minuten und findet im Therapieraum des Therapeuten statt.

Zu Beginn wird meist auch vereinbart, dass der Klient die laufende Therapie nicht überraschend beendet. Falls doch, dann erst, wenn noch mindestens ein Gespräch mit dem Therapeuten stattgefunden hat. Oft ist die Therapie dann nämlich gerade an einem heiklen, aber wichtigen Punkt angelangt: Entweder gibt es einen Konflikt mit dem Therapeuten oder es steht ein Thema an, das der Klient zunächst lieber vermeiden würde. Meist lohnt es sich, darüber noch einmal ergebnisoffen zu sprechen und zu sehen, ob sich das Problem beheben lässt. Meist findet sich ein Weg, etwas an der Strategie oder am Miteinander zu verändern, sodass der Klient die Therapie weiterführen kann, ohne in Not zu geraten.

Sie können auch überlegen, ob Sie statt einer Einzeltherapie vielleicht eine Gruppentherapie machen wollen. Das ist zwar nicht so individuell, aber man lernt eine Menge durch die Geschichten der anderen Gruppenteilnehmer und es kommen auch wichtige Interaktionen mit ihnen zustande, aus denen man bereichernde Erfahrungen ziehen kann. Außerdem ist eine Gruppe natürlich preisgünstiger.

Während der Therapie

12. Worüber rede ich in einer Sitzung?

Therapie ist Hinschauen, Erkunden und Innehalten. Sie ist lautes Nachdenken über sich selbst und Standortbestimmung. Sie kennt keine Tabus und keine innere Zensur. Sie können dort alles besprechen, was Ihnen durch den Kopf geht. Wirklich alles! Wenn Sie das Bedürfnis haben, erzählen Sie davon! Wichtig ist ein möglichst lebendiges, freies und fließendes Erzählen. Das wächst natürlich mit dem Vertrauen zum Therapeuten und mit der Vertrautheit mit ihm.

Thema sollte immer das dringlichste Anliegen sein, das, was Sie am meisten beschäftigt, freut oder bekümmert: Konflikte mit sich oder anderen, Sorgen, Ängste, freudige Ereignisse, Erfolge, wichtige Entscheidungen oder auch Reste und Nachwirkungen der letzten Therapiestunde. Möglicherweise haben Sie auch ein zentrales Thema, das Sie über mehrere Stunden weiterverfolgen wollen.

Vor allem Psychoanalytiker (aber auch andere Therapeuten) arbeiten viel mit Träumen, weil sich in ihnen unser seelisches Leben widerspiegelt und sie eine Quelle der inneren Weisheit sind. Der Traum eröffnet mir Zugang zu meinem Innenleben, liefert mir Erkenntnisse über mich selbst und bringt wichtige verdrängte Anteile an die Oberfläche, sodass ich sie erkennen und mit ihnen umgehen kann. Beim Einfühlen in meine Träume bekomme ich Kontakt zu mir selbst. Abgesehen davon kann es beglückend sein, die Schöpfungskraft und Poesie der eigenen Traumbilder zu erleben und zu bewundern.

13. Warum sind Gefühle so wichtig?

Wenn es einem Hund in der Sonne zu heiß wird, steht er irgendwann auf und legt sich in den Schatten. Wie kommt es zu dieser Entscheidung? Dem Hund helfen seine Gefühle, die in diesem Fall einfache Körperwahrnehmungen sind: Die Hitze versetzt seinen Körper in einen wachsenden Zustand des Unbehagens, der Körper sendet Signale ans Gehirn und dieses wandelt die Signale schließlich in einen Impuls um. Manchmal kann man regelrecht beobachten, wie sich diese Entscheidung anbahnt: Möglicherweise seufzt der Hund tief oder wird unruhig, wenn er sein Unwohlsein spürt. Vielleicht zuckt auch schon eine seiner Pfoten. Wahrscheinlich merkt er zu diesem Zeitpunkt schon, dass etwas an seiner Lage nicht stimmt, aber noch ist die Schwelle zur Bewusstheit oder Klarheit nicht erreicht oder er ist vielleicht einfach zu faul aufzustehen und wartet noch ab. Irgendwann wird das Unbehagen aber zu groß, und weil er aus Erfahrung weiß, dass sich das Problem meist nicht von alleine löst, steht er früher oder später auf und sucht sich ein Plätzchen im Schatten.

Körperliche und seelische Gefühle sind also ein Kompass für das Leben von Hunden und anderen höheren Tieren – also auch von uns Menschen. Sie geben uns Informationen darüber, was uns in unserer Umgebung gerade zuträglich ist und was nicht. Wenn wir in der Lage sind, sie wahrzunehmen, können wir uns zu den angenehmen Dingen hinbewegen und die unangenehmen meiden. Schließlich ist Lebensqualität kein einmal erreichter Zustand (wie uns die Werbung glauben machen will), sondern muss jeden Tag, jede Stunde und jede Minute neu wiederhergestellt oder gesichert werden. Wenn wir wahrnehmen, dass wir Hunger oder Durst haben, dass wir uns Bewegung oder frische Luft wünschen, Musik machen wollen, oder dass es jetzt gut täte, mit jemand anderem zu reden oder ihn in den Arm zu nehmen, dann können wir diesen Impulsen folgen und so für uns sorgen.

Unser Befinden kann sich ständig ändern, manchmal sogar von einer Sekunde auf die andere, vor allem wenn wir mit anderen Menschen in Kontakt sind – ganz egal ob wir uns mit ihnen unterhalten, zusammen etwas unternehmen oder Sex haben. Wahrscheinlich sind wir in keinem anderen Bereich so feinfühlig wie im Zusammensein mit unseren Artgenossen.

Es ist also eine komplexe und wichtige Aufgabe, unsere Gefühle zu erkennen, zu deuten und daraus die richtigen Schlussfolgerungen zu ziehen. Wie aber lernen wir das? Als wir noch Säuglinge waren, konnten wir wahrscheinlich nur wahrnehmen, ob wir uns wohl fühlten oder nicht. Was jeweils der Grund dafür war, mussten wir erst lernen. Unsere Eltern haben sich darum bemüht herauszufinden, warum wir gerade gebrüllt haben, und wenn dann plötzlich der nasse Klops am Hintern weg war und wir in einer frischen Windel steckten, wussten wir, dass es so besser war. Ein andermal hatten wir Hunger, Bauchweh oder Einsamkeitsgefühle. Langsam haben wir so gelernt, die verschiedenen Gegebenheiten mit unseren Gefühlen zu vernetzen. Je besser unsere Eltern herausgefunden haben, was uns fehlte und was wir brauchten, und vor allem je mehr sie uns ermutigten, unseren Gefühlen auch zu vertrauen und zu folgen, desto besser konnten wir lernen, was gut für uns war und was wir nicht so mochten.

Wer also gelernt hat, seine Gefühle klar wahrzunehmen, der ist als Erwachsener in der Lage, seine Bedürfnisse zu befriedigen, seine Freiheit zu nutzen, tragfähige Entscheidungen für sich zu treffen, seine Fähigkeiten einzuschätzen, sich selbst zu verstehen und mit anderen erfolgreich und erfreulich zu kommunizieren.

Eltern können aber nur diejenigen Gefühle bei ihren Kindern erkennen und willkommen heißen, die sie verstehen, aushalten und akzeptieren. Logischerweise haben aber auch Eltern ihre Grenzen. Wo sie kein Verständnis haben oder anderweitig blockiert sind, kann ihr Verhalten die Verbindung ihrer Kinder zu ihren Gefühlen dementsprechend beeinträchtigen: zum Beispiel wenn sie sich wünschen, ihre Kinder mögen so werden wie sie, anstatt sie zu ermutigen, sie selbst zu werden; wenn sie es nicht ertragen, dass ihre Kinder auch mal wütend auf sie sind, was ja in den besten Beziehungen vorkommt; wenn Väter sich von ihren heranwachsenden Töchtern zurückziehen, weil sie fürchten, nicht mehr zwischen väterlicher und erotischer Liebe unterscheiden zu können; wenn Eltern sich mit ihrer eigenen Sexualität nicht wohlfühlen und auch den Kindern ihre körperliche Lust madig machen usw.

In solchen Fällen kommen Kinder in Konflikt mit ihren Bedürfnissen und Gefühlen. Selbstzweifel stellen sich ein, und sie fragen sich, ob mit ihnen etwas nicht stimmt, wenn sie solche Emotionen haben, und werden sich fremd. Weil sie die Beziehung zu den Eltern aber nicht gefährden wollen, bleibt ihnen oft gar nichts anderes übrig, als ihre von den Eltern unerwünschten Impulse runterzuschlucken. Die existenzielle Angst die Eltern zu verlieren und auch die damit verbundene Scham, »klebt« jetzt an diesen verdrängten Gefühlen und wirkt in Zukunft wie ein Vorhängeschloss oder eine Alarmanlage: Wann immer das verbotene Gefühl oder der unerwünschte Wunsch sich melden, schlagen Scham und Angst Alarm.

Bei vielen Menschen sind diese »Vorhängeschlösser« so zahlreich oder mächtig, dass sie auch sonst nicht mehr viele Gefühle wahrnehmen. Kein Wunder, dass es später in der Therapie schwerfällt und Zeit braucht, sich diesen Gefühlen wieder zu nähern. Umso schöner und erleichternder ist es, wenn man merkt: Es passiert überhaupt nichts Schlimmes, und die nahen Menschen reagieren ganz anders darauf als damals Mutter oder Vater. Die Kindheit ist ja auch vorbei und mit ihr die Abhängigkeit von den Eltern. So kann man zu der Lebendigkeit finden, die man als Kind schon einmal hatte.

Ein Beispiel: Christiane

Christiane kommt in die Therapie, weil sie darunter leidet, dass sie kein gutes Verhältnis zu ihrer einige Jahre älteren Schwester herstellen kann, die in einer anderen Stadt lebt und offenbar nichts von ihr wissen will. Sie würde sie so gerne in ihrer nicht ganz einfachen Lebenssituation mit drei kleinen Kindern unterstützen und verspürt auch ein Pflichtgefühl dazu, aber die Schwester gibt ihr immer wieder Signale, dass ihr die »kleine« Schwester gleichgültig bis lästig ist. Auch ihren Eltern gegenüber, die mehrere hundert Kilometer entfernt wohnen, ist Christiane sehr anhänglich und möchte unbedingt eine heile Familie haben. Mehrmals im Jahr fährt sie für eine Woche dorthin und wundert sich, dass sie weder mit der Schwester noch mit den Eltern wirklich in Kontakt kommt und hinterher völlig erledigt, niedergeschlagen und sich selbst entfremdet ist. Auch in ihrer Rechtsanwaltskanzlei kann sie sich ihren Mitarbeiterinnen gegenüber nicht immer durchsetzen, fürchtet sich vor Konflikten und gibt zu oft großzügig nach, was sie immer wieder unvernünftig viel Geld kostet.

In der Therapie stellt sich heraus, dass Christianes Mutter in ihrer frühen Kindheit immer wieder lange Zeit sehr depressiv war und Christiane sich deshalb mit ihren Wünschen nach Mütterlichkeit an die große Schwester gewendet hat. Für ein Kind ist es natürlich eine große Entbehrung, wenn die Mutter über weite Strecken nicht zur Verfügung steht, und Christianes damalige Sehnsucht nach Zuwendung ist darum nur zu verständlich. Die große Schwester war aber natürlich überfordert mit der Aufgabe, ihr die Mutter zu ersetzen. Schließlich wird auch sie die Mutter entbehrt haben. Wahrscheinlich hat sie sich der kleinen Schwester deshalb schon früh abweisend gegenüber verhalten, woraufhin Christiane sich umso mehr an Schwester und Mutter geklammert hat und alle Gefühle von Enttäuschung, Ärger und Wut ihnen gegenüber verdrängen musste. In der Therapie entdeckt sie diese Gefühle in einem langsamen und zunächst schmerzhaften Prozess wieder. Mit der Zeit kann sie auch empört darüber sein, wie abweisend, geringschätzig und undankbar die Schwester sich ihr gegenüber heute oft verhält und wie viel Enttäuschung und Wut sie auch auf ihre Mutter in sich trägt. Diese Gefühle helfen ihr, einen gesunden Abstand zu den beiden einzunehmen. Sie ist erleichtert darüber, fühlt sich freier und kann endlich mehr ihr eigenes Leben führen. Auch ihren

Mitarbeitern und ihrem Partner gegenüber kann sie sich nun öfter durchsetzen und lässt sich nicht mehr so leicht »die Butter vom Brot nehmen«. Ein schlechtes Gewissen hat sie dabei kaum mehr.

Neben diesen *individuellen* Gründen, seine Gefühle zu verleugnen und am Ende nicht einmal mehr wahrzunehmen, gibt es aber auch *gesellschaftliche*: So galten zum Beispiel noch vor wenigen Generationen Erziehungsgrundsätze wie »Gelobt sei, was hart macht!«, »Beiß die Zähne zusammen!« oder »Man muss den Willen eines Kindes brechen, um einen Menschen aus ihm zu machen«. Ziel war es, den Kindern einzubläuen, dass Gefühle dazu da seien, sie zu überwinden. Diese Einstellung hing wahrscheinlich mit der damaligen Kriegsbereitschaft und der daraus folgenden Militarisierung zusammen.

Die Menschen, die mit diesen pädagogischen Grundsätzen aufgewachsen sind, haben sie mehr oder weniger an ihre Kinder weitergegeben – je nachdem, wie kritisch sie sich mit ihrer Erziehung auseinandergesetzt haben. So sind diese Maximen auf ihre Enkel und Urenkel übergegangen. Vieles davon ist etwa in unserer Leistungsgesellschaft wirksam und sorgt dafür, dass Menschen sich zum Beispiel am Arbeitsplatz über ihre Grenzen hinaus ausbeuten. Und sie zeigen sich auch darin, dass vor allem Männer sich bis heute schwer damit tun, sich Gefühle und schwache Seiten zuzugestehen. Sie fürchten schnell, für Weicheier gehalten zu werden oder sogar in ihrem Mannsein angezweifelt zu werden.

Weil also Gefühle unser Kompass sind und uns helfen, uns selbst zu entdecken und zu verstehen, fragen uns unsere Therapeuten häufig danach, wie wir uns gerade fühlen oder welche Gefühle ein bestimmtes Erlebnis bei uns auslöst. Denn Fühlen will geübt sein. Und außerdem will der Therapeut darüber Bescheid wissen, wo wir gerade stehen, um zu wissen, wie das Gespräch jetzt am Besten weitergeht. Die Frage nach den Gefühlen ist also fürsorglich gemeint.

14. Das Hier und Jetzt als Chance der Therapie

Man kann das Leben als eine Abfolge von Momenten verstehen: Ein Augenblick folgt auf den nächsten und verschwindet wieder im immer tiefer werdenden Brunnen der Vergangenheit unseres Lebens. Wir können nichts festhalten, »alles fließt« und ist vergänglich – so dachten schon die Philosophen im alten Griechenland. Dazu kommt noch, dass wir nicht wissen, was die Zukunft bringt – eine Unsicherheit, in der wir uns manchmal auch fürchten. Zu guter Letzt müssen wir auch noch der Tatsache ins Auge sehen, dass wir aus dieser Welt nicht lebend herauskommen.

Wir haben also weder die Vergangenheit in der Hand noch die Zukunft. Das Einzige, was wir gestalten können, ist die Gegenwart, das Hier und Jetzt: Im Jetzt können wir wahrnehmen, was wir fühlen und was wir brauchen (und was uns eventuell daran hindert, es uns zu holen); wir können die Einmaligkeit und Kostbarkeit des Augenblicks genießen und unsere Sinne öffnen für die Schönheiten eines Bergbaches, eines Musikstücks oder einer Begegnung mit einem lieben Menschen. Nie können wir so viel für unsere Lebensqualität tun wie im gegenwärtigen Augenblick.

Oft will uns aber genau das nicht gelingen: Wir hoffen entweder ständig auf die Zukunft oder träumen uns in unsere Vergangenheit. Natürlich haben auch das Vergangene und das Künftige einen wichtigen Platz im Leben, aber wenn Zukunft und Vergangenheit zu viel von unserer Gegenwart abknabbern, kann das zur Flucht vor dem jetzigen Augenblick werden.

Das Hier und Jetzt gibt es natürlich auch in der Therapiestunde, und hier haben wir die Möglichkeit zu lernen, ganz im gegenwärtigen Moment zu sein und dadurch unser Leben intensiver wahrzunehmen. Folgende Fragen können dafür wichtig sein: Was erlebe ich gerade? Wer bin ich in diesem Moment? Was macht mich aus? Wie fühle ich mich mit den Menschen, die gerade diesen Augenblick mit mir teilen (jetzt gerade ist es der Therapeut)? Was ist mir wichtig? Was möchte ich gerne tun? Und was behagt mir gerade gar nicht? Das Jetzt kann ich beeinflussen. Die Vergangenheit nicht und die Zukunft nur begrenzt.

Besonders wertvoll ist der jetzige Augenblick in der Therapiesitzung auch deshalb, weil er zum »Labor« für die Therapie werden kann. Das heißt: Im momentanen Miteinander können Klient und Therapeut genau beobachten, was der Klient im Jetzt seines Lebens immer wieder (Unerfreuliches) erlebt, sie können erkunden, wie es dazu kommt, die Zwangsläufigkeit dafür infrage stellen und Alternativen entwickeln.

Natürlich ist es auch wichtig, über die Vergangenheit zu sprechen, damit ich verstehe, wie ich der geworden bin, der ich heute bin. Aber was wirklich mit mir los ist, zeigt sich nie so deutlich wie jetzt gerade. Alles, was passiert, ist unverfälscht real – und das ist kostbares Material zum Arbeiten. Nicht zuletzt können Klient und Therapeut sich im Jetzt wahrhaft begegnen, wenn beide sich ganz dem Augenblick anvertrauen. Dann kann der Therapeut mit der Innenwelt des Klienten in Kontakt kommen, Empathie für ihn empfinden und zeigen und auch korrigierende Rückmeldungen geben. Und der Klient kann lernen, das wahrzunehmen, zuzulassen und zu genießen.

15. Ist es nicht peinlich, einem wildfremden Menschen private Dinge zu erzählen?

Eine Therapiesitzung ist eine Art erweitertes Selbstgespräch. Alles, was ich vor dem Therapeuten preisgeben kann, dem kann ich auch selbst besser ins Auge sehen. Ein wesentlicher Zweck dieser »Selbstgespräche« ist es, sich besser kennenzulernen. Nur wer sich gut kennt, kann auch dafür sorgen, dass er im Leben zu den Dingen kommt, die ihm guttun, und sich die anderen nach Möglichkeit vom Leibe halten. Weil es für diesen Selbsterfahrungsprozess von Vorteil ist, keine Geheimnisse vor sich zu haben, gibt es auch in der Therapie keine Tabus. Alle Themen dürfen auf den Tisch. Die Aufgabe des Therapeuten ist es, den Klienten bei diesem Sich-Kennenlernen zu unterstützen, und je mehr er von seinem Klienten weiß, desto besser gelingt ihm das. Selbstverständlich steht er unter Schweigepflicht (vgl. Kap. 34).

Im offenen Gespräch kommen natürlich auch unsere erwähnten unliebsamen Seiten und Gefühle ans Licht und dementsprechend groß ist gelegentlich die Überwindung, sie zu zeigen. Wir schämen uns manchmal vor dem Therapeuten. In unserer Kindheit hatte eine solche Scham einen sehr wichtigen Zweck: Sie hat verhindert, dass die anderen (v. a. die Eltern) unsere unerwünschten Anteile zu Gesicht bekamen, und hat uns geholfen, Konflikte mit ihnen zu vermeiden.

Der Therapeut steht aber in einem völlig anderen Verhältnis zu uns. Er erwartet nicht von uns, dass wir ihn schützen oder Konflikte mit ihm vermeiden. Er sollte sogar darauf eingestellt sein, dass es zu Konflikten kommt, um uns zu helfen, daran zu lernen. Therapeuten ist schließlich daran gelegen, uns besser zu verstehen und den Ursachen für Konflikte auf den Grund zu gehen. Sie tun das in der Regel ganz neutral und ohne Vorurteile, Bewertungen oder Erwartungen an uns, weil sie auf dem Standpunkt stehen, dass jede menschliche Regung ihre Gründe hat, also nachvollziehbar und erklärbar ist. In der Selbsterfahrung ihrer Ausbildung haben sie außerdem ihre eigenen menschlichen Abgründe ausgelotet und in die ihrer Ausbildungskollegen geblickt. Je mehr Erfahrung sie haben, desto weniger kann sie erschüttern oder befremden. Das Erstaunliche ist, dass die Klienten dem Therapeuten meist gerade durch diejenigen Seiten sympathisch werden, die sie lieber verborgen halten würden. Auch das ist eine gute und wichtige Erfahrung. Im Laufe einer Therapie stellt man also fest, dass viele der Dinge, für die man früher gelernt hat sich zu schämen, eigentlich ganz in Ordnung sind.

Therapeuten sind es auch gewohnt, dass ihren Klienten die Tränen kommen – wenn sie aus Trauer weinen, aus Verzweiflung, Wut oder auch aus (vielleicht mit Schmerz gepaarter) Freude. Das zuzulassen ist gerade für Männer oft schwierig. Jedoch ist das Weinen nur ein Zeichen von wichtigen tiefen Gefühlen, die wir vielleicht bisher vor uns und der Welt verborgen haben. Es ist wichtig, sie wiederzuentdecken und sich anzueignen, denn sie sind ein Stück von uns. Und manches aus unserer Gegenwart oder Vergangenheit ist ja auch zum Heulen! Warum sollte man es also zurückhalten?

Zur Therapie zu gehen und sich seinen schwierigen Themen zu stellen, ist mutig! Kluge Therapeuten haben deshalb vor ihren Klienten großen Respekt, denn aus ihrer Ausbildung und ihrer eigenen Therapie wissen sie, welche Kraft und Überwindung das oft erfordert.

Ein Beispiel: Die Stärke in der Schwäche

In der ersten Therapiestunde bei meinem dritten Therapeuten habe ich mir zu Beginn all mein derzeitiges Unglück von der Seele geredet. Als er mich dann fragte, wie es mir jetzt mit all dem gehe, bin ich spontan in hemmungsloses Weinen ausgebrochen. Damals schämte ich mich dafür und fühlte mich sehr schwach und unterlegen. Zu meinem großen Erstaunen und meiner Erleichterung sagte der Therapeut aber: »Ich habe das Gefühl, dass Sie jetzt gerade der Stärkere von uns beiden sind, weil Sie es aushalten können, sich Ihr Unglück anzuschauen und darüber zu weinen.«

16. Warum sollte ich möglichst keine Geheimnisse vor dem Therapeuten haben?

Laut einer amerikanischen Studie trägt jeder Mensch 13 Geheimnisse mit sich herum, fünf von ihnen hat er noch niemandem verraten.[8] Dazu gehören Schulden, Seitensprünge oder außereheliche Affären, Delikte, Sucht, die eigene sexuelle Orientierung,

8 Slepian, M. L., Chun, J. S., & Mason, M. F. (2017). The experience of secrecy. *Journal of Personality and Social Psychology, 113*, 1–33.

die Zugehörigkeit zu einer Religionsgemeinschaft und vieles mehr, was in einer Gesellschaft tabuisiert ist. Oft schämen wir uns sehr für den Inhalt unserer Geheimnisse und fürchten die Ablehnung anderer, wenn sie davon erfahren.

Auch seinen Therapeuten möchte keiner von der ersten Stunde an in alle Abgründe seiner Seele schauen lassen. Dazu braucht es Vertrauen und das muss erst wachsen. Auf Dauer aber nehmen Geheimnisse in der Kommunikation mit dem Therapeuten oft großen Raum ein und behindern das Gespräch, weil man sich mehr darum sorgt, was man nicht sagen will, als darum, was man sagt. Geheimnisse schüren das Misstrauen dem anderen gegenüber und schaffen Distanz. Dazu kommt, dass die Dinge, die ich lieber geheim halte, meist gerade zu meinen wichtigsten Themen gehören, weil sie zeigen, wo ich feststecke.

Ein Beispiel: Michaela

Michaela ist Mitte dreißig und kommt mit einer großen Traurigkeit in die Therapie, die sie sich nicht erklären kann. Über Monate suchen sie und ihr Therapeut nach einer Ursache. Eines Tages ringt Michaela sich dazu durch, dem Therapeuten eine alte Schuld zu gestehen, für die sie sich sehr schämt und deren Bedeutung ihr erst jetzt langsam aufgeht. Sie ist nämlich als sehr junge Frau ungewollt schwanger geworden. Als sie es ihrem damaligen Freund sagte, reagierte er ungehalten und machte ihr Vorwürfe: Er wolle das Kind unter gar keinen Umständen, weil er sich noch nicht bereit fühle, Vater zu sein. An der Art, wie er mit ihr und dem Konflikt umging, erkannte Michaela, dass er nicht der richtige Partner für sie war, und sie trennte sich von ihm. Weil sie damals noch eine Ausbildung machte und wenig Rückhalt von ihrer Familie hatte, sah sie keinen anderen Weg, als das Kind abzutreiben.

Unbewusst quälen sie seit Längerem Schuldgefühle dafür, dass sie das Kind damals nicht bekommen hat. Die verdrängte Trauer über das ungeborene Kind war die Ursache für ihre Lebenskrise und weil sie sich damals so für ihre Tat geschämt und seither niemandem davon erzählt hat, hatte sie die ganze Sache so sehr aus dem Blick verloren, dass sie sie nicht in Zusammenhang mit ihrer Traurigkeit bringen konnte. Sie erkennt, dass ihre alten Schuldgefühle möglicherweise auch verhindern, dass sie von ihrem gegenwärtigen Partner schwanger wird. Sie ist sehr erleichtert, dass Ihr Therapeut sie nicht für ihre Abtreibung verurteilt, sondern viel Verständnis für ihre damalige Situation aufbringt.

In den nächsten Monaten spricht Michaela in der Therapie oft von diesem schwierigen Lebenskapitel, trauert um das ungeborene Kind, entwickelt Mitgefühl für die junge Frau, die sie damals war, und kann auch ihrem Partner davon erzählen. Ein Jahr später wird sie schwanger.

Wenn Sie also merken, dass Sie bei Ihrem Therapeuten bestimmte Themen vermeiden, können Sie sich ruhig erlauben, das Gespräch darüber zu verschieben. Aber sie sollten zumindest registrieren, dass hier ein Geheimnis ruht, und Sie sollten sich fragen, warum Sie das Thema verschweigen. (Sie können auch ansprechen, dass Sie ein Geheimnis haben, ohne seinen Inhalt preiszugeben, und in der Therapie die tieferen Gründe für ihr Schweigen besprechen.) Eines Tages spüren Sie hoffentlich, dass das Vertrauen dafür eigentlich da ist und dass die Hürde, das Geheimnis zu lüften, jetzt nicht mehr so hoch ist.

Denken Sie daran, dass Therapeuten nichts Menschliches fremd ist, dass sie schon vieles gehört und in ihrer eigenen Therapie und Selbsterfahrung ebenfalls Geheimnisse offenbart haben. Weil das Geheimnis eine Währung der Freundschaft ist und größere Nähe und Vertrautheit entsteht, wenn Menschen einander Vertrauliches erzählen, stehen die Chancen gut, dass dann auch die Beziehung zum Therapeuten offener und vertrauter wird.

Geheimnisse können sehr belastend sein und sie entfernen uns von anderen Menschen. Das Geheimnis mit dem Therapeuten zu teilen, kann ein erster Schritt sein, die damit verbundenen Gefühle von Scham oder Schuld zu verringern, zu sich und seinem Sosein zu stehen und in der Folge auch Freiheit und mehr Handlungsmöglichkeiten zu gewinnen.

Und noch etwas: Treffen Sie während der Therapie keine wichtigen Lebensentscheidungen, ohne mit Ihrem Therapeuten darüber zu sprechen! Die Therapie kann ein hervorragender Raum sein, das Für und Wider von Entscheidungen zu beleuchten und zu einer stimmigen Lösung zu gelangen. Informieren Sie den Therapeuten über alles Wichtige, was in Ihrem Leben passiert (Beginn oder Ende einer Partnerschaft, Krankheit, Wechsel des Arbeitsplatzes, Sucht, Tod nahestehender Menschen, Geburt eines Kindes usw.).

17. Muss ich wirklich über Sex sprechen?

Sexualität ist einer der wichtigsten Bereiche unseres Lebens und trotzdem sprechen wir in unserer Gesellschaft kaum offen darüber. Denn zum einen sind unsere Lust und unser sexuelles Erleben etwas sehr Intimes, zum anderen gilt Sexualität teilweise immer noch als unanständig oder unappetitlich, vielleicht weil sie animalisch und schwer kontrollierbar ist. Dazu kommt, dass jeder von uns sexuelle Fantasien hat, die vielleicht nicht in einem Aufklärungsbuch stehen und von denen wir glauben, dass sie sonst niemand hegt: So gibt es Menschen, die erotisch reagieren, wenn sie an den Zehen ihres Sexualpartners lutschen, andere stehen auf bestimmte Kleidung (z. B. Uniform, Minirock, Latex, Lehrerinnenbrille, Anzug, Bauarbeiterhosen, Sportklamotten, Windeln usw.), wieder andere lieben Sexspielzeug, Analverkehr, (dominante) Rollenspiele oder vielleicht auch sadomasochistische Spiele, haben gerne Sex im Schlamm oder in freier Wildbahn. Der Fantasie sind hier keine Grenzen gesetzt. Diese Individualität sorgt gemeinsam mit dem dabei entstehenden Kontakt dafür, dass Sexualität lebendig und frei ist, dass Menschen sich offen dabei zeigen und erleben können, wie sie sind und fühlen, dass sie ganz bei sich und beim anderen sind. Dazu kommt das lustvolle Vergnügen. Solange beide auf Augenhöhe und damit einverstanden sind, ist jede sexuelle Spielart in Ordnung.

Wenn es um Sex geht, werden unsere Kontaktmuster und unser In-der-Welt-Sein häufig wie in einem Brennglas offenbar. In Liebe und Sex sind wir ganz nah bei uns und auch bei unseren Sehnsüchten, unseren alten Verletzungen und unserem Glück. Hier offenbaren sich auch unsere schmerzhaften Kontakt- und Beziehungsmuster. Wir können also anhand unseres Sexerlebens viel über uns lernen und unsere Entwicklung fördern.

Ich habe oft – bei mir und bei anderen – erlebt, wie befreiend es sein kann, in der Therapie über seine Sexualität zu sprechen, gerade wenn wir uns für manche unserer Vorlieben schämen und es uns peinlich ist, darüber zu sprechen. Dann können wir nämlich erleben, dass der Therapeut ganz offen dafür ist und wertschätzend damit umgeht. Scham und Peinlichkeit sind – genau wie Angst – immer ein Zeichen für Entwicklungspotenzial.

18. Sexuelle Gewalt in der Kindheit

Nicht wenige Menschen, die zur Psychotherapie gehen, haben in Kindheit oder Jugend sexuelle Gewalt erlebt. Ich spreche bewusst von »Gewalt« und nicht von »Missbrauch«, weil das Wort »Missbrauch« in meinen Ohren verharmlosend klingt und weil bei Sexualität zwischen Erwachsenen und Kindern wenn nicht körperliche, dann in der Regel emotionale Gewalt im Spiel ist: Kinder sind Erwachsenen vollkommen unterlegen und können deren Willen meist nur wenig entgegensetzen. Noch dazu sind sie oft von ihnen abhängig oder haben ein liebevolles Verhältnis zu ihnen, weshalb sie sich meist nicht trauen, Nein zu sagen. »Gewalt« auch deshalb, weil sie seelische Verletzungen hervorruft.

Es gibt Kinder, die einen sexuellen Übergriff von Erwachsenen relativ unbeschadet überstehen, aber in vielen Fällen hat es dramatische Auswirkungen auf die Psyche von Kindern, wenn Erwachsene sich ihnen sexuell nähern. Es können nicht nur ihre psychosexuelle Entwicklung und spätere Sexualität beschädigt werden, sondern auch ihr Selbstwertgefühl, ihr Verhältnis zu ihrem Körper und ihr Erleben in allen Arten von Beziehungen. Je näher der Täter ihnen stand, je häufiger die Übergriffe stattfanden, je gewalttätiger sie waren, je größer der Altersunterschied war und je größer die Geheimhaltung war, die von ihnen verlangt wurde, desto größer ist die Belastung und psychische Schädigung. Oft verarbeiten Kinder diese Erfahrungen traumatisch (vgl. Kap. 25). Sie haben meist starke Schuldgefühle, fühlen sich verraten, wertlos und voller Scham, verlieren ihr Vertrauen in die Erwachsenenwelt und entwickeln manchmal sogar das Bedürfnis, sich selbst zu bestrafen. Opfer sexueller Gewalt können sich auch später schwerer gegen andere durchsetzen und auf ihren Rechten beharren, sie neigen schneller zu Schuldgefühlen und Selbstabwertung und geraten leichter und öfter in größere Krisen. Die seelische Belastung kann zu schweren psychischen Schäden führen – bis hin zu Suchtverhalten, Essstörungen, Selbstverletzung oder Persönlichkeitsstörungen (z. B. Borderline).

Besonders schwer haben es die Betroffenen, mit ihren Verletzungen durch sexuelle Gewalt umzugehen, wenn sie sich nicht daran erinnern können – entweder weil sie noch zu klein waren oder weil die Erlebnisse so belastend waren, dass sie sie verdrängen mussten. In beiden Fällen können sie später nicht begreifen, was eigentlich mit ihnen los ist.

Sexuelle Gewalt gegenüber Minderjährigen kommt häufig vor und in nicht wenigen Familien über Generationen hinweg. Es ist schwierig abzuschätzen, wie oft sie stattfindet, weil die Dunkelziffer hoch ist, aber man muss wohl davon ausgehen, dass zwischen zehn und 20 Prozent aller Erwachsenen in ihrer Kindheit oder Jugend davon betroffen waren. Es scheint so zu sein, dass Mädchen häufiger Opfer werden, die Anzahl von Jungen ist aber ebenfalls hoch. Die Täter sind meist Männer, aber nicht immer.

In vielen Fällen ist sexuelle Gewalterfahrung ein zentrales Thema für die seelische Gesundung und sollte deshalb einen würdigen Platz in der Therapie bekommen. Wenn Sie also wissen oder ahnen, dass Sie als Kind oder Jugendlicher Opfer geworden sind, sollten Sie Ihren Therapeuten auch danach auswählen, ob Sie sich vorstellen können, mit ihm darüber zu sprechen. Sie müssen das natürlich nicht sofort in den ersten Stunden tun, denn es ist wichtig, den Zeitpunkt dafür selbst zu bestimmen, und es kann auch sinnvoll sein, erst einmal andere Themen zu bearbeiten. Auf keinen Fall aber sollten Sie das Thema der sexuellen Gewalt von vornherein ausklammern. Denn das kleine Mädchen, das Sie einmal waren, oder der kleine Junge, der Sie einmal waren, ist mit seinem Leid wahrscheinlich sehr allein gewesen und sollte einmal Raum bekommen, sich zu zeigen und gesehen zu werden.

19. Spielt meine sexuelle Identität eine Rolle in der Therapie?

Falls Sie lesbisch, schwul oder transidentisch sind, müssen Sie sich mehr mit ihrer sexuellen oder geschlechtlichen Identität auseinandersetzen als heterosexuelle Menschen – oder solche, die sich mit ihrem biologischen Geschlecht problemlos identifizieren können –, ganz einfach weil Sie von der sogenannten Norm abweichen und sich als anders empfinden. Sie haben vielleicht sogar von klein auf erfahren, dass Menschen wie Sie diskriminiert werden und haben Selbstzweifel oder Schuldgefühle entwickelt.

Wenn Sie zu der Erkenntnis kommen, dass Sie Therapie brauchen, sollten Sie in der Therapie ihre sexuelle und geschlechtliche Identität auf keinen Fall ausklammern – vor allem wenn Sie diese Identität noch besser in Ihr Selbstbild integrieren und damit mehr Ihren Frieden finden möchten.

Sie fragen, warum das so wichtig ist? Die sexuelle Orientierung und das Geschlecht, zu dem ein Mensch sich zugehörig fühlt, sind zentrale Bestandteile seiner Identität, haben Anteil am Kern seiner Persönlichkeit und beeinflussen in hohem Maße, wie er sich in der Gesellschaft erlebt: Wer zum Beispiel nicht heterosexuell ist, fühlt sich auch im Mitteleuropa des 21. Jahrhunderts oft noch minderwertig, leidet häufiger an Depressionen, hat mehr Suchtprobleme oder Selbstmordgedanken. Falls Sie nicht heterosexuell oder wenn sie transidentisch sind, brauchen Sie einen Therapeuten an Ihrer Seite, der mit den Themen der sexuellen und geschlechtlichen Identität vertraut ist und nicht nur *sagt*, dass er keine Vorurteile hat. Er sollte Sie einfühlsam und verständnisvoll unterstützen, zu Ihrer Identität zu stehen und Ihre eventuellen Scham-, Schuld- oder Minderwertigkeitsgefühle zu erkennen und nach und nach abzubauen. Diese therapeutische Haltung ist auch heute noch nicht selbstverständlich, da es in der Psychotherapie zum Beispiel lange Tradition war, eine als von der »Norm« abweichend wahrgenommene sexuelle Orientierung als behandlungsbedürftig zu betrachten. Lange durften homosexuelle Menschen deshalb keine Psychotherapeuten werden.

Sprechen Sie also mit ihrem Therapeuten über Ihre sexuelle bzw. geschlechtliche Identität! Wenn Sie sich ein Herz fassen und es gleich in den ersten Stunden tun, können Sie sich leichter noch einen anderen Wegbegleiter suchen, falls sie sich bei ihm mit diesen Themen nicht gut aufgehoben fühlen – und das sollten Sie dann auch.

20. Warum fragen Therapeuten eigentlich immer nach der Kindheit?

Der Mensch ist die Summe seiner Erfahrungen – und wahrscheinlich noch manches mehr. Je jünger wir sind, desto schneller, direkter und ungefilterter nehmen wir die Reize unserer Umwelt auf und integrieren sie in unser Weltbild. Das hat die Natur so eingerichtet. Schließlich weiß ein Mensch, wenn er auf die Welt kommt, noch fast nichts vom Leben und muss möglichst schnell vieles lernen, damit er lebensfähig ist: dass er eine rote Ampel mit besonderer Vorsicht überqueren muss, dass Lügen ihm im

Miteinander mit den anderen schaden, dass es ohne Fleiß keinen Preis gibt oder dass es glücklich macht, mit Mami oder Papi zu kuscheln.

Eine Sozialisierung – und nichts anderes ist die Erziehung – ist zwangsläufig immer auch eine seelische Deformation. Denn das Kind lernt dabei, eigene Impulse, Wünsche, Gedanken, Äußerungen oder Handlungen zu unterdrücken, um möglichst wenig bei seiner Umwelt anzuecken und möglichst viel Zuspruch zu bekommen. Je mehr es aber von sich unterdrücken muss, desto größer ist die Gefahr, sich selbst fremd zu werden und dadurch in seelisches Ungleichgewicht zu geraten – wie ein See, dessen Fische bei zu viel vergiftetem Wasser leiden.

Außerdem beeinträchtigt das Lernen von den Eltern mitunter das Selbstwertgefühl: Wenn das Kind nämlich Botschaften hört wie »Das kannst du nicht!«, »Sie ist ja nicht gerade die Hellste!«, »Stell Dich doch nicht so an!«, »Mensch, du Heulsuse!«, »Die Welt ist gefährlich!« oder »Du musst etwas leisten!«, dann zweifelt das Kind an seinen Fähigkeiten in der Welt zurechtzukommen und bleibt hinter seinen Möglichkeiten zurück oder bekommt ein nicht zu ihm passendes Bild davon, worum es ihm im Leben geht.

Vieles, was uns heute ausmacht, ist uns im Kontakt mit den Menschen unserer Kindheit und Jugend zugewachsen – vor allem mit unseren Eltern. Es ist gewissermaßen durch das »Sieb« dieser Menschen gegangen. Alles, was nicht durch dieses Sieb passte – womit also die Eltern nicht umgehen konnten –, konnten wir nicht oder nur schwer in unsere Persönlichkeit integrieren.

Besonders die frühen Erfahrungen brennen sich im Gehirn eines Kindes ein und prägen sein weiteres Sein in der Welt. So wie ein Computer mit den Programmen arbeitet, die auf ihn aufgespielt sind, greift auch der Mensch in seinem Fühlen und Verhalten immer wieder auf das zurück, was er in seiner Kindheit erfahren und gelernt hat. In seinem täglichen Erleben spielt sich in seinem Gehirn also ständig das wieder ab, was er in seinen frühesten Jahren erlebt hat: Wen seine Mutter früh mit

Schuldgefühlen zur Anpassung gezwungen hat, der wird auch als Erwachsener möglicherweise wieder denselben Stress wie damals erleben, wenn sich seine Frau über seine Verhaltensweisen beschwert. Dass dieser Stress eigentlich der des kleinen Jungen ist, der er war, ist ihm wahrscheinlich gar nicht bewusst.

Viele Menschen glauben, sie hätten eine schöne Kindheit gehabt. Das ist offenbar ein wichtiger Mythos für die eigene Identität und vielleicht haben wir auch das Gefühl, es sei tabu von einer (teilweise) schweren oder harten Kindheit zu sprechen. Wahrscheinlich schützen wir damit unbewusst unsere Eltern – so sehr, dass wir uns am Beginn einer Therapie an schmerzhafte Dinge oder Zeiten in unserer Kindheit gar nicht erinnern können.

Wenn wir aber zusammen mit dem Therapeuten unsere inneren Konflikte verstehen wollen, gibt es keinen direkteren Weg als den in unsere Kindheit. Der Therapeut unterstützt uns dabei zu begreifen, dass es den kleinen Jungen oder das kleine Mädchen in uns immer noch gibt und wie wir ein wohlwollenderes Verhältnis zu ihr oder ihm aufbauen können, als es vielleicht die Eltern hatten.

Ein Beispiel: Sandra

Sandra ist in Ende zwanzig. Die Apothekerin hat mit ihren Kolleginnen immer wieder Auseinandersetzungen, bei denen es ihr schwer gelingt, sich angemessen zur Wehr zu setzen. Sie fühlt sich von ihnen schlecht behandelt und in die Enge getrieben und wird dann natürlich auch aggressiv, was zu weiteren Konflikten führt. Tatsächlich nehmen sich die anderen ihr gegenüber einiges heraus. Sie stellt fest, dass andere Kollegen viel seltener zum Ziel solcher Übergriffe werden als sie und dann meist auch viel besser damit umgehen können.

In der Therapie erzählt Sandra, dass sie die jüngste von sechs Schwestern ist. Die Eltern hatten schon nach zwei Kindern »keine Lust mehr« – wie sie sagt – und haben sich beide nicht wirklich um ihre Kinder gekümmert. Die Mutter hatte eine Affäre mit einem anderen Mann, bei dem sie viel Zeit verbrachte, und der Vater war von Depressionen außer Gefecht gesetzt. Damals war Sandra erst vier Jahre alt. Zwischen Eltern und Kindern herrschte viel Aggression, die sich dann auch zwischen den Geschwistern entwickelte – auch weil alle zu kurz kamen.

Es kam immer wieder vor, dass die Mutter eines der Kinder verbal attackierte, ihre Aggressionen bei ihm ablud und es vor den anderen bloßstellte. Sie setzte dem jeweiligen Kind dann solange zu, bis es nur noch weinend auf sein Zimmer flüchten konnte.

Sandra ärgert sich heute oft über ihr eigenes Verhalten, das sie als unangemessen oder übertrieben empfindet. Sie kann sich erst verstehen und langsam Frieden mit sich schließen, als ihr die Zusammenhänge mit ihrer Kindheit klar werden. Sie begreift, wie einsam und unglücklich sie damals oft war und kann mit dem kleinen Mädchen, das sie war, Mitgefühl haben. Außerdem versteht sie nun, dass die schlimmen Gefühle aus der Kindheit sich eingebrannt haben und oft wieder in den Vordergrund treten, wenn sie sich als Erwachsene in ähnlichen Umständen wiederfindet.

21. Sind denn meine Eltern an allem schuld?

Ich bin kein Freund des Wortes »Schuld«. Mir kommt es immer so vor, als habe es die Kirche erfunden, um die mittelalterlichen Menschen in den Gehorsam zu knechten, oder als ginge es gerade um ein Gerichtsverfahren. In der Psychotherapie wird keine Schuld verteilt und auch keine Strafe verhängt, sondern es geht um Aufrichtigkeit, Wahrheit, Verstehen und Verantwortung.

Jeder Mensch, der seine fünf Sinne beisammenhat, muss für sich geradestehen und kann sich nicht ein Leben lang bei allem mit seiner schwierigen Kindheit entschuldigen: Jemand, der als Kind geschlagen worden ist, darf deshalb nicht seine Kinder schlagen, und wer von seinen Eltern keine Förderung und Ermutigung erfahren hat, muss dennoch versuchen, etwas aus seinem Leben zu machen. Der Gang zum Therapeuten ist ein Schritt in die Verantwortung, weil der oder die Betreffende sagt: »Ich will etwas verändern an meinem Leben und dafür bin ich auch bereit, Zeit zu investieren, eine Anfahrt in Kauf zu nehmen, vielleicht Geld in die Hand zu nehmen und vor allem an meinen Themen und meiner Entwicklung zu arbeiten.«

In der Therapie lernen wir zu verstehen, wie wir die geworden sind, als die wir uns heute erleben. Dabei darf alles angeschaut werden, auch das Verhalten der Eltern – nicht um die Eltern für alles haftbar zu machen, was im eigenen Leben nicht funktioniert, sondern um der Erkenntnis willen: Allen Kindern widerfährt auch Unrecht, weil Eltern ebenfalls nur Menschen sind und aufgrund von in ihrer eigenen Kindheit erlittenen Beschädigungen in ihren Möglichkeiten eingeschränkt sind. In der Therapie geht es darum, dieses – meist verdrängte – Unrecht erfahrbar zu machen. Eines der elterlichen Gebote lautet nämlich: »Du sollst nicht merken« – so lautet der Titel eines sehr lesbaren Buches der Psychoanalytikerin Alice Miller (siehe Literaturtipps am Ende des Buchs). Damit ist gemeint, dass Kinder sich nicht merken sollen, wenn die Eltern ihnen Unrecht getan haben, vor allem weil das ihre Beziehung zu den Eltern gefährden würde. Schließlich sind Kinder darauf angewiesen, dass die Eltern sie lieb haben und sich um sie kümmern. Deshalb schützen Kinder ihre Eltern, indem sie solche Gefühle hinunterschlucken und vergessen, von denen sie spüren, dass die Eltern sie nicht aushalten. Mit diesem Vergessen ist aber der Kontakt zu den Urgründen ihres Wesens teilweise abgeschnitten.

Ein wichtiges Ziel der Therapie ist es, diesen Kontakt wieder herzustellen und diese verdrängten Gefühle wieder zu erleben. Wir müssen wissen dürfen, dass uns Unrecht widerfahren ist, und wir müssen darüber traurig und wütend sein dürfen – was uns damals verboten war. Wenn Wut und Trauer sich endlich zeigen dürfen, fühlt sich das für die meisten Menschen befreiend an. Sie können sich nun selbst das Mitgefühl geben, das ihnen damals versagt war, werden ein Stück lebendiger und können sich auch gegen dieses Unrecht verwahren.

Denn vor allem geht es darum, zu den halbgottähnlichen Elternfiguren, die wir als Kinder verinnerlicht haben und die immer noch in unseren Köpfen stecken, Distanz einzunehmen und ihre von uns »geschluckten« Meinungen und Glaubenssätze über uns und die Welt wieder »auszuspucken« und zu sagen: »Meine Werte sind heute andere. Ich will, dass man anders mit mir umgeht. Und ich gehe auch selbst anders mit mir um.« Damit schaffen wir einen neuen Boden, auf dem wir nicht mehr so leicht in die alten Verhaltensmuster verfallen, sondern auch neue Wege beschreiten.

Ein Beispiel: Christiane (vgl. Kap. 13)

Wir denken noch einmal an die Rechtsanwältin Christiane. Sie hat in ihrer Kindheit die Zuwendung ihrer depressiven Mutter sehr vermisst und hatte als nächste Bezugsperson oft nur die einige Jahre ältere Schwester, der sie aber eher lästig war. Also hat Christiane um des lieben Friedens willen die Launen der älteren Schwester über sich ergehen lassen und ist ihr immer zu Willen gewesen. Früh hat sie verinnerlicht, dass sie offenbar kein Anrecht auf Zuwendung und auf die Erfüllung ihrer Bedürfnisse hatte. Auch als Erwachsene scheut sie sich, Konflikte mit ihrem Partner anzusprechen, und lässt sich von ihren Mitarbeitern auf der Nase herumtanzen. Berufliche Konflikte löst sie oft zu ihrem eigenen Nachteil – auch damit sie sich selbst als friedfertig und großzügig erleben kann. In der Therapie erlebt sie wieder, wie einsam und hilflos sie sich als kleines Mädchen gefühlt hat. Sie spürt den Schmerz und die Trauer darüber und auch die Wut auf die Mutter, weil sie sie so alleingelassen, und auf die Schwester, weil sie ihre Schwäche ausgenutzt hat. Diese Wut hilft ihr, sich wieder mehr auf sich und ihre Rechte zu besinnen: Auch ohne klärende Gespräche mit Mutter und Schwester verändert sich ihr Blick auf ihre Kindheitssituation und sie lernt, ihre Interessen gegenüber ihrem Partner, den Mitarbeiterinnen und auch ihrer Schwester besser zu vertreten.

Zu diesem Prozess kann – muss es aber nicht – gehören, dass wir die Eltern irgendwann mit der Wahrheit konfrontieren. Zunächst einmal sollten wir der Wahrheit vor uns selbst und in der Therapiestunde ins Auge sehen und diese neuen Erkenntnisse zu einem festen Bestandteil unseres Selbstbildes machen. Wenn wir sicher darin geworden sind und das Bedürfnis haben, das Schweigen der Kindheit zu brechen und mit den Eltern darüber zu sprechen, dann *kann* es ein weiterer heilsamer Schritt für uns sein, den Eltern einmal zu erklären, womit sie uns Unrecht getan haben und wie wir uns dabei gefühlt haben. Sofern es den Eltern gelingt, sich unseren alten und jetzigen Gefühlen zu öffnen und die Verantwortung für ihr Tun und Lassen zu übernehmen, kann das den Anfang einer neuen Beziehung bilden. Das kann tröstlich sein und Frieden stiften und vielleicht können wir uns sogar noch als Erwachsene ein wenig von dem bei ihnen holen, was wir als Kinder vermisst haben.

Allerdings sind längst nicht alle Eltern zur Einsicht bereit oder in der Lage. Manche versuchen sogar, das neue Bewusstsein ihrer Kinder mit alten Mitteln zu torpedieren: »Das bildest du dir nur ein!« oder: »Das hat dir bestimmt dein Therapeut eingeredet!« Damit Ihre erarbeitete Entwicklung keinen Schaden nimmt und Sie nicht zu sehr davon verletzt werden, sollten sie mit so einem Gespräch so lange warten, bis Sie das auch aushalten können. Manchmal ist der Einfluss der Eltern sogar so vergiftend für die erwachsenen Kinder, dass es besser ist, den Kontakt zu ihnen auf Eis zu legen – für eine Weile oder auch für immer.

Es geht also um Erkenntnis und nicht um Schuld. Auf die Eltern Schuld abzuwälzen würde ja bedeuten, sich und sein Leben noch mehr an sie zu binden. Das würde Unfreiheit und Stillstand bedeuten. Therapie ist aber gerade eine Chance zu Entwicklung: Nachdem ich nämlich aus der Verdrängung ausgestiegen bin und erkannt habe, welches Unrecht ich in meiner Kindheit erlitten habe und wie es mir bis heute schadet, kann ich darüber trauern. Diese Trauerarbeit lässt nicht nur verdrängte Gefühle aufkommen und abfließen, sondern führt auch dazu, dass ich schließlich annehme, dass mein Start ins Leben auch von Verlusten und Beschädigungen geprägt war, die nicht mehr gutzumachen sind, weil die Zeit dafür nun einmal schon lange vorbei ist.

Im besten Fall gelingt es mir sogar am Ende dieses Prozesses, den Eltern zu vergeben und so inneren Frieden zu finden; wenn ich nämlich erkenne, dass sie es so gut gemacht haben, wie sie eben konnten, weil auch sie in ihrer Kindheit beschädigt worden sind und begrenzte Möglichkeiten hatten. Dann kann ich auch wieder sehen, was sie mir Gutes für meinen Lebensweg mitgegeben haben – selbst wenn es in manchen Fällen nur wenig gewesen sein mag. Jetzt sind die Lüge von der glücklichen Kindheit und das Schweigegebot überwunden, und ich kann – ein Stück erwachsener – den Blick nach vorne richten, Selbstverantwortung für mein Leben übernehmen und für mich sorgen.

22. Warum ist die Beziehung zum Therapeuten so wichtig?

Menschliches Leben ist Beziehung. Weit länger als seit der Steinzeit leben wir in Gruppen, weil unsere Vorfahren erkannt haben, dass sie so erfolgreicher durchs Leben kommen. Ein wesentlicher Schlüssel für eine gute Zusammenarbeit und gegenseitige Unterstützung waren wohl auch damals schon vertrauensvolle Beziehungen zwischen den Gruppenmitgliedern. Menschen, die den Kontakt zu ihrer sozialen Gruppe verloren hatten, haben wohl auch damals schon große Ängste entwickelt – nicht zuletzt um ihr Überleben. Das Gefühl, mit anderen Menschen verbunden zu sein, gab dagegen wahrscheinlich viel Sicherheit und Wohlbefinden.

»Um ein Kind zu erziehen, braucht es ein ganzes Dorf«, sagt ein afrikanisches Sprichwort. Im Kontakt mit den nächsten Bezugspersonen bildet sich die Persönlichkeit eines Menschen heraus und viele seiner späteren Gefühle und Erlebensweisen haben darin ihren Ursprung.

In der Beziehung zu unseren Eltern, Geschwistern, Großeltern, Tanten, Lehrern, Mitschülern usw. haben wir unser ganz eigenes Verständnis davon entwickelt, wie Menschen miteinander umgehen: Wie begrüßen wir nahestehende oder nur weitläufig bekannte Personen? In wessen Gegenwart dürfen wir uns erlauben zu pupsen? Wie offen teilen wir uns anderen mit? Wie nah oder fern sind wir ihnen? Dürfen wir uns von ihnen abgrenzen und Konflikte mit ihnen austragen? Gestatten sie uns, auf unsere Gefühle zu vertrauen?

All das und noch vieles mehr haben wir – vor allem als Kinder – unzählige Male in tausenden Varianten ausgetestet und daraus haben sich unsere ganz persönlichen Beziehungsmuster herauskristallisiert. Diese Muster haben uns damals geholfen, in der unübersichtlichen Vielfalt des Zusammenlebens so gut wie möglich durchzukommen. Manche dieser Muster schaden im Erwachsenenalter aber mehr als sie nutzen, weil unsere Welt nicht mehr die unserer Ursprungsfamilie ist und wir mit ganz anderen Menschen zu tun haben.

Ein Beispiel: Sandra (vgl. Kap. 20)

Denken wir noch einmal an Sandra: In ihrem aggressionsgeladenen Elternhaus konnte sie sich mit den vielen Geschwistern, dem selten präsenten Vater und der wenig einfühlsamen Mutter nur mithilfe von Aggressivität durchsetzen, weil die Familie nicht reagierte, wenn sie Traurigkeit oder Schmerz zeigte. Also hat sie gelernt, in einem Konflikt Traurigkeit und Schmerz zu überspringen und sofort zum Angriff überzugehen, um sich zur Wehr zu setzen. Als Erwachsene bringt dieses Muster sie aber oft in Schwierigkeiten, weil ihre Arbeitskolleginnen ihr Verhalten nicht tolerieren. Sandra hat nicht lernen können, sich klar abzugrenzen, wenn man ihr zu nahe tritt, weil die Eltern ihr das nicht vorgelebt und ermöglicht haben. Deshalb bleiben nur Aggression und Beleidigt-Sein.

In der Therapie macht sie eine neue Erfahrung: Ich versuche, sie zu verstehen, einfühlsam zu sein, die Zusammenhänge zwischen ihrem heutigen Verhalten und seinen Entstehungsbedingungen in der Kindheit zu erkennen, und – was das Wichtigste ist – ich werte sie nicht dafür ab, wie sie es als Kind und Jugendliche oft erlebt hat. So bringt sie langsam auch selbst Verständnis für sich auf und verurteilt sich nicht ständig für ihr Verhalten, sondern kann immer öfter auch mitfühlend mit sich umgehen. In kleineren Konflikten zwischen uns erfährt sie, dass man auch in Ruhe darüber sprechen kann, ohne gleich die langen Messer auszupacken: Einmal fühlt sie sich zum Beispiel von mir nicht richtig behandelt und spricht das in der nächsten Stunde an. Daraufhin wirft sie mir vor, dass ich gekränkt reagiere. Ich gebe ihr gegenüber zu, dass ein kleiner Anteil Kränkung dabei ist, dass ich aber hauptsächlich nachdenklich bin, weil ich versuche zu verstehen, was passiert ist und welche Gefühle ich dabei erlebe. Dann dreht sie den Spieß um und wendet ihn gegen sich selbst: Sie nimmt sich übel, mich kritisiert zu haben, und ihr Ärger darüber schwappt auch zu mir herüber. Wir halten die Situation beide aus und akzeptieren, dass wir sie nicht bis ins Letzte klären können. Dabei macht sie die Erfahrung, dass unser Kontakt zwar kurzzeitig gestört ist, wir aber trotzdem weiter eine wertschätzende und vertrauensvolle Beziehung zueinander haben. In späteren Konfliktsituationen kann Sandra mir dann leichter sagen, was sie an meinem Verhalten stört, und wir können die Irritation meist schnell auflösen.

Die Beziehung zwischen Klient und Therapeut ist für die therapeutische Arbeit eine reichhaltige Fundgrube, weil sie – im Gegensatz zu den Erlebnissen, die der Klient außerhalb des Therapieraums erlebt – in Echtzeit und real stattfindet: Beide sind Zeugen und Teil des Erlebens. So kann der Therapeut dem Klienten aus eigenem Erleben rückmelden, was er bei seinen Mitmenschen auslöst und wie diese sich im Kontakt mit ihm fühlen mögen. Und der Klient kann mit dem Therapeuten erleben, was für Bedürfnisse, Sehnsüchte oder Verletzungen im Kontakt in ihm aufsteigen, und daran ermessen, welche Spuren die Beziehungen zu seinen Eltern in ihm hinterlassen haben.

Die Psychotherapie geht nämlich davon aus, dass wir die Vorerfahrungen und Kontaktmuster aus unserer Kindheit ganz von selbst auf unsere Therapeuten *übertragen* – vor allem was die Beziehungen zu unseren Eltern anlangt. Und das, was der Klient beim Therapeuten an Gefühlen auslöst, nennt die Psychotherapie *Gegenübertragung*. Erfahrene Therapeuten erkennen an ihrer Gegenübertragung nicht nur, wie Klienten mit ihren Mitmenschen umgehen, sondern auch wie wahrscheinlich die Eltern der Klienten mit ihnen umgegangen sind und wie diese sich als Kinder dabei gefühlt haben: So vorwurfsvoll, wie Sandra in dem erwähnten Konflikt mit mir war, wird früher ihre Mutter mit ihr gesprochen haben. Aufmerksame Eltern erschrecken manchmal, wenn sie ihre Kinder mit den kleineren Geschwistern reden hören. Denn an Tonfall und Wortwahl erkennen sie, wie sie selbst mit den Kindern sprechen oder gesprochen haben.

Noch wichtiger ist die therapeutische Beziehung zwischen Klient und Therapeut aber, weil sie im Idealfall den Boden für eine *korrigierende Beziehungserfahrung* bietet. Je öfter Sandra die Erfahrung macht, dass ihr Therapeut in Konflikten wohlwollend und verständnisvoll mit ihr umgeht, sich ihrer Kritik stellt und ihr weiter sympathisch verbunden bleibt, desto mehr schreibt sich diese Erfahrung in ihre Beziehungs- und Konfliktmuster ein. Also wird sie sich in Konflikten zunehmend verträglicher verhalten können. Natürlich kann es auch weiterhin geschehen, dass sie in ihr altes Muster verfällt, wenn sie in eine Notsituation gerät oder ohnehin schlecht gelaunt ist, aber es gibt jetzt eben auch ein neues Muster, das sie, wenn es gut läuft, immer häufiger anwenden kann.

Weil Gregor (vgl. Kap. 10) in der Therapie selbst bestimmen darf, wann und wie intensiv er sich die Gefühle seiner Kindheit und die mit dem Vater erlebten Verletzungen anschauen will, und sein Therapeut freundlich bleibt, auch wenn Gregor sich mal dagegen wehrt, kann er nach und nach empfindsamer für sich werden, die Berechtigung seiner Gefühle erkennen und in der Folge überhaupt den Gefühlsreichtum in sich entdecken.

Lisa (vgl. Kap. 9) kann ihre Kratzbürstigkeit nur deshalb langsam ablegen und den Therapeuten an sich heranlassen, weil sie spürt, dass ihm wirklich etwas an ihr liegt und dass sein Wohlwollen und sein Bemühen um sie ernst gemeint sind.

Weil die Beziehung zwischen Klient und Therapeut die Möglichkeit bietet, noch einmal neue und positivere Erfahrungen mit einem »Elternteil« zu machen und dadurch verletzte Stellen in der Seele ein Stück heilen zu lassen, ist die therapeutische Beziehung einer der wichtigsten Wirkfaktoren in der Psychotherapie.

Ein Problem dabei ist allerdings, dass manche Klienten – und das sind meist diejenigen, die die tieferen Beschädigungen in ihrer Kindheit erlitten haben – dem Therapeuten misstrauen: »Sie sind ja nur so nett zu mir, weil das ihr Job ist«, haben Lisa und einige andere Klienten immer wieder zu mir gesagt. Und sie haben natürlich recht: Im geschützten Raum des Therapiezimmers ist es für den Therapeuten nicht nur leichter, verständnisvoll und wohlwollend zu sein, sondern es ist natürlich auch seine Aufgabe. Ich kann mir aber nicht vorstellen, dass es einem Therapeuten auf lange Sicht hin gelingt, Wohlwollen und Sympathie vorzuspiegeln, wenn er sie nicht wirklich empfindet. Manche Klienten sind – wie Lisa – besonders kratzbürstig, weil sie solche Freundlichkeit und solches Verständnis nicht kennen und nicht daran glauben können. Deshalb stellen sie ihre Therapeuten mit ihrer abweisenden Art gewissermaßen auf die Probe, auch wenn ihnen das gar nicht bewusst sein mag.

Natürlich ist es auch für versierte Therapeuten nicht angenehm angegriffen zu werden. Aber wenn sie dieses Verhalten mit dem Kind, das der Klient früher war, und mit dessen Verletzungen in Verbindung bringen, werden sie meist mehr Mitgefühl als Ärger empfinden. In ihrem Privatleben sind Therapeuten natürlich nicht immer so souverän, verständnisvoll, großzügig und wertschätzend wie im Therapiezimmer. Sie haben auch ihre

Schwächen, sie können kleinlich sein, reagieren gereizt und fahren mal aus der Haut. Denn auch sie haben in ihrer Biografie Beschädigungen erlitten und tragen verletzte Seiten in sich, die sie manchmal in Not bringen.

Eine weitere Irritation in der therapeutischen Beziehung erleben viele Klienten, wenn ihnen klar wird, dass vor und nach ihnen andere Klienten auf ihrem Stuhl sitzen (oder auf ihrer Couch liegen). Als Kinder wollten wir die Mama oder den Papa ja auch gerne für uns alleine haben, mussten sie aber mit den Geschwistern und anderen Menschen teilen. Der Therapeut spielt in unserem Leben eine einzigartige Rolle, weil wir im Idealfall mit ihm über Dinge sprechen können, die wir sonst niemandem anvertrauen, und weil er uns so viel Verständnis und Wertschätzung entgegenbringt. Wir fühlen uns deshalb vielleicht betrogen, wenn wir beim Hinausgehen im Treppenhaus dem nächsten Klienten begegnen. Diese Irritation ist für manche von uns nie ganz zu entkräften und auch mir hat es früher manchmal einen Stich versetzt, dass mein Therapeut noch andere Klienten außer mir hatte. Seit ich aber selbst in der Rolle des Therapeuten bin, vertraue ich meinen eigenen Therapeuten und Supervisoren mehr, weil ich ja spüre, dass auch ich zu jedem meiner Klienten eine ganz individuelle Beziehung habe und jeden auf seine eigene Art schätze und mag. Klienten denken zwar öfter an ihren Therapeuten als umgekehrt, aber natürlich denken auch Therapeuten in ihrer Freizeit an ihre Klienten und wünschen ihnen meist das Beste.

Dennoch ist das Verhältnis zwischen Klient und Therapeut ein ungleiches. Denn einer von beiden sucht Hilfe und der andere gewährt sie hoffentlich. Der Therapeut wird darum nie so abhängig vom einzelnen Klienten sein, wie manche Klienten es von ihm sind. (Sollten Sie unter zu großer Abhängigkeit von ihrem Therapeuten leiden, ist es wichtig darüber in der Therapie zu sprechen und an Ihrer Eigenständigkeit zu arbeiten.) Der Klient kann seinem Therapeuten nie das »zurückgeben«, was er von ihm bekommt. Einen Therapeuten kann man auch nicht so ohne Weiteres wechseln, wenn man erst einmal Vertrauen gefasst und sich auf eine Beziehung zu ihm eingelassen hat, und wenn der Klient die Therapie und damit die Beziehung abbricht oder den Therapeuten anderweitig verletzt, kann das zwar schmerzhaft für den Therapeuten sein, aber nie so sehr wie im umgekehrten Fall. Insofern gleicht die therapeutische Beziehung ein wenig dem Verhältnis zwischen Kindern und Eltern – und das hat auch sein Gutes, weil Therapeuten unsere kindlichen Gefühle wachrufen und bewusst machen. Ziel der Therapie ist natürlich, sich am Ende wieder vom Therapeuten zu lösen und andere Bindungen einzugehen.

Vergessen Sie aber nicht: Ihr Psychotherapeut ist auch nur ein Mensch. Er hat Gefühle und kennt vieles von dem, was Sie ihm berichten aus eigener – möglicherweise leidvoller – Erfahrung. Auch er kennt Gefühle wie Unvermögen, Einsamkeit und Hilflosigkeit. Auch er hat Sehnsüchte, Ängste, Leidenschaften, Mitgefühl und seelische Narben. Auch er ist zur Therapie gegangen (oder tut es noch) und gibt jetzt nur an Sie weiter, was er selbst einmal von anderen Therapeuten bekommen hat. Denn er hat das Bedürfnis, Sie zu unterstützen, deshalb hat er diesen Beruf ergriffen. Meist ist es auch für ihn selbst und sein eigenes Selbstverständnis wichtig, anderen Menschen hilfreich zur Seite zu stehen. Schließlich stärkt es mein Selbstbewusstsein und meinen Selbstwert, wenn ich anderen Menschen helfen kann. Ihr Therapeut hat also auch seine schwachen Seiten und sitzt im selben Boot wie Sie.

Werfen Sie sich in dieses Abenteuer mit ihm hinein! Versuchen Sie zu spüren, dass er es ernst mit ihnen meint. Bewegen Sie ihn! Interessieren Sie ihn für sich, indem Sie offen von sich und ihren Gefühlen erzählen! Fordern Sie ihn heraus, wo Sie ihn nicht erreichen oder nicht verstehen!

Jetzt muss ich aber noch der Wahrheit die Ehre geben und etwas Wasser in den schönen Wein kippen. Auch wenn im Therapiezimmer und mit dem Therapeuten vieles Wahre geschieht, auch wenn wir sogar bisweilen das Gefühl haben, das Leben innerhalb dieses Raumes sei viel wahrer als das außerhalb: Die therapeutische Beziehung bleibt in ihrem Setting eine künstliche, konstruierte, erfundene. Es ist nun einmal nicht natürlich, eine persönliche und vertrauensvolle Beziehung zu einem wildfremden Menschen aufzubauen, dessen Profession das ist. Es ist nicht natürlich, intime Gespräche zu festgesetzten Terminen zu führen, die nach 50 bis 60 Minuten unweigerlich ihr Ende finden. Es ist nicht natürlich, dass ich den Therapeuten besuche, aber er mich nie. Und es ist nicht natürlich, ihn obendrein dafür zu bezahlen. Manch einer kommt sich dabei vor, als würde er zu einer Prostituierten gehen, von der sexuelle Handlungen gegen Geld erhältlich sind, nicht aber Liebe und wirkliche Nähe (darüber gibt es geteilte Meinungen).

Ja, es stimmt: Psychotherapie ist nicht *natürlich*, weil sie sonst in der Natur und in unserer Alltagserfahrung nicht vorkommt. Ich verstehe jeden, den immer wieder mal ein Unbehagen bei dieser Konstellation anfliegt und der an der Echtheit dieser Beziehung zweifelt, denn ich kenne die andere Seite. Aber nach meiner Überzeugung ist das Setting der Psychotherapie das Beste, was je erfunden wurde, um zu seelischer Heilung, Nachreifung und Lebensbewältigung beizutragen.

Und noch ein Wort zum Thema Geld: Wir bezahlen unsere Therapeuten nur deshalb, weil sie in der Zeit keinem anderen Gelderwerb nachgehen können, wir bezahlen ihre Aus- und Fortbildung, Miete, Strom und Heizung und wir bezahlen dafür, dass der Therapeut in diesem intimen Austausch von Gedanken und Gefühlen seine eigenen Bedürfnisse für diese Stunde zurückstellt und sich ganz um uns kümmert, so wie es Eltern in guten Momenten für ihre Kinder tun können. Seine Zuneigung und sein Mitgefühl können wir nicht bezahlen: Die gibt es geschenkt (vgl. zum Thema Geld auch das folgende Kapitel).

23. Warum kann ich meinen Therapeuten nicht in der Freizeit treffen?

Beziehungen zwischen Erwachsenen beruhen auf Gegenseitigkeit. Wenn einer dem anderen beim Umzug hilft, ihm das Wohnzimmer tapeziert oder regelmäßig die Kleider aus der Reinigung mitbringt, jedoch selbst nie eine vergleichbare Unterstützung von ihm erfährt, dann gerät die Beziehung in Schieflage und wird zwangsläufig Schaden nehmen. Man kann sich das vorstellen wie eine Waage mit zwei Waagschalen, wie sie früher auf Märkten verwendet wurde: Wenn auf einer Seite zu viel Gewicht ist, kippt die Waagschale nach unten und die andere steigt nach oben. Wenn eine Beziehung über längere Zeit nicht in der Waage ist, wird der eine sich deshalb früher oder später ausgenutzt fühlen und wütend auf den anderen werden. (Er muss sich dann aber auch fragen, warum er das »Spiel« so lange mitgespielt hat).

Dasselbe gilt nicht nur für tätige Freundschaftsdienste, sondern auch für Anteilnahme, Mitgefühl, Zuhören und Sich-auf-den-anderen-Einstellen. Die aufgebrachte Energie muss in einer guten Freundschaft auf Dauer halbwegs gleich verteilt sein, sonst kommen unerfreuliche Gefühle auf. Allein für ihre Kinder sind Erwachsene in der Regel bereit, viel zu tun, ohne Gegenleistungen zu erwarten.

Wie also kann man verhindern, dass die psychotherapeutische Beziehung in Schieflage gerät und der Therapeut auf Dauer ärgerlich auf seinen Klienten wird, weil er so viel für ihn tut, aber kaum etwas zurückbekommt? Generationen von Psychotherapeuten haben sich diese Frage gestellt und als Antwort ein Setting ausgeklügelt, das eine ausgewogene Beziehung ermöglicht. Sie haben einen Rahmen entwickelt, innerhalb dessen die Therapie mit mehr oder weniger gleichbleibender Sympathie stattfinden kann. Und dieser Rahmen wird durch drei Dinge bestimmt: Raum, Zeit und Geld.

Das bedeutet, dass Therapeut und Klient vereinbaren, dass sie sich in der Regel nur in dem für die Gespräche vorgesehenen Praxisraum treffen. (Verhaltenstherapeuten verabreden sich mit ihren Klienten gelegentlich auch draußen, um problematische Alltagssituationen besser bewältigen zu lernen.) Sie vereinbaren ebenso, wann und wie oft die Gespräche stattfinden, wie lange sie dauern und welches Honorar der Therapeut dafür bekommt – vom Klienten oder von der Krankenkasse. Es hat sich gezeigt, dass die Beziehung in der Waage gehalten werden kann, wenn beide diesen Rahmen einhalten. Der Therapeut kann dem Klienten seine Zeit, Aufmerksamkeit, Empathie und Zuneigung schenken, wenn er dafür entlohnt wird und weiß, dass sein Einsatz nicht über diesen Rahmen hinaus beansprucht wird. Die beiden haben eine Arbeitsbeziehung miteinander. Trotzdem können sie sich gern haben und einander nahekommen.

Deshalb dürfen sie sich nicht privat treffen oder Geschäfte miteinander machen. Denn dann verlassen sie den vereinbarten Rahmen, und innerhalb kürzester Zeit wird der Therapeut auch Wünsche und Bedürfnisse auf den Klienten richten – er ist ja auch nur ein Mensch. Damit verliert das therapeutische professionelle Setting seine Kraft und eine Therapie ist nicht mehr möglich. Das ist vor allem für den Klienten problematisch, denn dann verliert er seinen Therapeuten, und das kann dramatische Konsequenzen für seine Psyche haben.

Das gilt ganz besonders dann, wenn es auch zu sexuellen Begegnungen mit dem Therapeuten gekommen ist (vgl. Kap. 29 und 34). Damit macht der Therapeut sich sogar strafbar, weil der Klient auf ihn oft seinen Vater oder seine Mutter überträgt und er sich darum in einer kindlichen und damit auch abhängigen Rolle befindet. Diese Abhängigkeit darf ein Therapeut – ebenso wie gute Eltern, Lehrer oder Sporttrainer – nicht für seine Interessen ausnutzen.

Damit eine Psychotherapie möglich ist, braucht es also nicht nur einen Klienten und einen Psychotherapeuten, sondern auch den professionellen Rahmen. Darum können Therapeuten auch keine Therapie mit ihren Freunden machen.

24. Wie kann mir die Therapie helfen?

Psychotherapie legt die Lupe auf alles, was passiert: Im Therapiezimmer wie außerhalb, in der Gegenwart wie in der Vergangenheit. Weil Therapeuten nicht nur den neutralen Blick von außen haben, sondern auch eine Vorstellung davon, wie Menschen zu dem werden, was sie sind, können sie uns an die Klippen unserer Seele führen, um in unser Inneres und in unsere Vergangenheit zu blicken, damit wir unsere Gegenwart besser verstehen. Denn für uns selbst sind wir – das merken wir erst richtig in der Therapie – manchmal betriebsblind.

Im Laufe einer Therapie lernen wir so unsere eigentlichen Gefühle kennen, nehmen mehr wahr von dem, was sich in uns und um uns abspielt, begreifen mögliche falsche Schlüsse, die wir aus der natürlicherweise fehlerhaften Umwelt unserer Kindheit gezogen haben, und bekommen Kontakt zu dem Kind, das wir gewesen sind (vgl. Kap. 13). Damit werden wir mehr wir selbst.

Neben dem Verstehen ist aber auch das Lernen wichtig. Denn nicht alles von dem, was wir bisher über uns, die Mitmenschen und das Leben gelernt haben, ist wahr.

Ein Beispiel: Daniel

Daniel ist von Anfang an außergewöhnlich liebenswürdig zu mir. Er lobt die Bilder an der Wand, sagt mir, wie wichtig ihm die Gespräche mit mir sind und legt viel Motivation und Arbeitseifer an den Tag. Mich freut das natürlich, aber ich frage mich, ob Daniel mit diesem Verhalten wirklich bei sich ist. In einem Nebensatz lässt er in einer der ersten Stunden fallen, dass er schon früh auf der Suche nach Vaterfiguren war, weil der Kontakt mit seinem eigentlichen Vater nicht sehr tief gewesen ist. Ich spreche ihn darauf an, dass er ja möglicherweise auch in mir einen Vater sucht und dass es offenbar nötig ist, diesen Vater vorbeugend zu besänftigen. Ich signalisiere ihm, dass er hier so sein darf, wie er ist, und dazu können neben seinem Engagement und seiner Wertschätzung auch gelegentliches Desinteresse, Ärger oder andere distanzierte Gefühle gehören. Ein paar Stunden später macht er tatsächlich von diesem Angebot Gebrauch und gesteht, dass er Angst vor den Sitzungen hat: Er fürchte mein »Bohren« und meine Macht. Ich räume meinen Anteil daran ein, nämlich dass ich immer alles ganz genau wissen möchte und manchmal auch konfrontierend bin. Eine meiner Schwächen sei es, fleißig sein zu müssen und gute Arbeit zu machen, und das könne für Klienten manchmal überfordernd sein. Dann sehen wir uns seinen Anteil an: Er *gibt* mir offenbar auch viel Macht und es scheint zu seinen Beziehungsmustern zu gehören, sich einer Vaterfigur zu unterwerfen. Es stellt sich heraus, dass er sich früher vor seinem Vater gefürchtet hat und dass dieser Vater die Unterwerfung auch einforderte.

Ich schlage ihm also vor, jederzeit auszusprechen, wenn diese Furcht in unserem Kontakt da ist. Außerdem hebe ich hervor, dass es ihn heute sicher einigen Mut gekostet hat, seine Angst zu offenbaren, und dass ich das als Fortschritt betrachte. Im Laufe der nächsten Monate spricht Daniel tatsächlich immer häufiger über seine schwierigen Gefühle im Kontakt und gewinnt gleichzeitig an Selbstvertrauen. Er hat im Kontakt mit seinem Vater offensichtlich ein Beziehungsmuster von Bewunderung, Demut und Furcht gegenüber Männern entwickelt, das sich immer von selbst aktiviert, wenn er mit Lehrern, Vorgesetzten, Ärzten und eben auch mit mir zusammenkommt. In der Therapie kann er das erkennen und die Erfahrung machen, dass es auch anders sein kann. Das wird unweigerlich Auswirkungen auf seine Beziehungen »draußen« haben.

Am besten lernen wir, wenn wir etwas nicht nur hören und vom Verstand her begreifen, sondern wenn wir es erfahren. Um unsere Gefühls- und Verhaltensmuster zu verändern, kann es deshalb hilfreich sein, wenn wir mit dem Therapeuten eine *korrigierende Beziehungserfahrung* (vgl. auch Kap. 9) machen können. Während wir als kleine Kinder noch geglaubt haben, dass die Welt und die Menschen so seien wie unsere Eltern und dass wir so sein müssten, wie sie es von uns erwartet haben, können wir in der Therapie erfahren, dass es auch ganz anders sein kann, und anfangen, uns von diesen fixen Vorstellungen zu lösen. Außerdem können wir wichtige Erfahrungen nachholen und Interesse, Anteilnahme oder Trost bekommen, die uns früher vielleicht gefehlt haben.

Natürlich machen wir ständig neue Erfahrungen und lernen dazu – auch ohne Therapie. Allerdings sorgen wir oft unbewusst dafür, dass sich immer wieder dasselbe abspielt und verhindern damit neue Erfahrungen: Dann nämlich, wenn wir besonders tief eingegrabene Ursituationen aus unserer Kindheit *reinszenieren*. Anders als andere Mitmenschen, rechnet der Therapeut damit, dass wir ihn in diese Reinszenierungen einbauen, und kann uns helfen, sie bewusst zu machen und uns für Neues zu öffnen – so zum Beispiel, wenn Daniels Therapeut erkennt, dass Daniel die Angst vor dem Vater und die damit verbundene Demutshaltung reinszeniert und auf ihn überträgt, weil er es nicht anders kennt und sich vor gefährlichen »Vätern« schützen will.

Klient und Therapeut können in Echtzeit zusammen beobachten, was sich in ihrem Kontakt ereignet, und sich darüber austauschen. Kaum bekommen wir irgendwo so direktes und wohlmeinendes Feedback wie hier. So kann die Therapie alte Erfahrungen ergänzen und teilweise entmachten. Wenn wir jedoch existenziell bedrohliche seelische und tief in unserem Gehirn eingegrabene Verletzungen (Traumata) erlitten haben, braucht es zusätzliche Unterstützung mit traumatherapeutischen Methoden (vgl. Kap. 25).

Noch einmal zusammengefasst: In Psychotherapie lernen wir uns besser verstehen, wir entdecken, welche Gefühle wir verdrängt und mundtot gemacht haben, integrieren sie und werden dadurch lebendiger und mehr wir selbst und wir ergänzen alte Gefühls- und Verhaltensmuster durch neue Erfahrungen – auch mit dem Therapeuten –, um unseren Spielraum zu vergrößern und so den Teufelskreis immer wiederholter schmerzhafter oder auf andere Weise unzuträglicher Erfahrungen zu durchbrechen.

In einer Psychotherapie – vor allem wenn sie länger als nur ein paar Monate dauert – kommen auch viele wichtige Themen des Lebens auf den Tisch, also auch philosophische, ethische oder religiöse Fragen. Wir haben die Gelegenheit, im Therapieraum über diese Fragen nachzudenken, mit Lebenslügen aufzuräumen und eventuell neue Haltungen zu finden, die zu uns passen. Wir können erkennen, dass wir ein einmaliges und einzigartiges Individuum sind, ein unwiederholbares Leben haben und es darum bewusst auskosten sollten. Der Therapeut unterstützt uns bei diesem Lernprozess.

Die wichtigste Frage ist natürlich: Was will ich mit meinem Leben anfangen? Und wie will ich eines Tages, bevor ich sterbe, darauf zurückblicken? Schließlich können wir auch dadurch unglücklich werden, dass wir auf die falschen Pferde setzen und das erst zu spät erkennen. Gerade in unserer Leistungsgesellschaft bekommen wir schon als Kinder leuchtende Augen, wenn wir kostbaren Schmuck oder blinkende Flitzer mit vielen Pferdestärken sehen. So werden wir verführt zu glauben, das Ziel des Lebens bestehe darin, sich eines Tages Statussymbole kaufen zu können. Natürlich ist gegen schöne materielle Dinge nichts einzuwenden, aber die Frage ist: Wie hoch ist der Preis dafür? Nicht wenige Menschen legen sich ein Leben lang krumm und verzichten auf wahre Lebensqualität, um Karriere zu machen, in der Gesellschaft aufzusteigen und Luxusgüter zu erwerben.

Es ist also sehr sinnvoll, wenn ich mich frage, was für mich persönlich wirklich wichtig ist in diesem Leben: Bei welchen Gelegenheiten fühle ich mich lebendig, glücklich oder einfach nur gegenwärtig im Hier und Jetzt? Mit welchen Tätigkeiten des Broterwerbs möchte ich einen Großteil meiner Zeit zubringen? Wofür möchte ich mein Geld wirklich ausgeben? Welche Menschen sind mir zuträglich? Was macht mir wirklich Freude?

Die in diesem Kapitel beschriebenen Wirkfaktoren der Psychotherapie halte ich für die wichtigsten und sie sind allen seriösen Therapieschulen mehr oder weniger gemein. Wirksam sind aber auch die Techniken, die ein Therapeut sich angeeignet hat und hier unterscheiden sich die Therapieschulen (vgl. Kap. 7). Wie erwähnt streiten sich die Schulen seit 100 Jahren darüber, was in der Therapie heilsam ist, und es sind tausende Bücher und Studien dazu geschrieben worden. Es wird also jede Schule und auch jeder Therapeut eigene Vorstellungen dazu haben. Und: Die Forschung dazu geht weiter.

Man kann Zweifel anmelden, ob es überhaupt angemessen ist, von einer Psychotherapie *Heilung* zu erwarten. Den besagten Fußpilz kann man zum Verschwinden bringen und nach einer Blinddarmoperation kann man sich hinterher wieder so wohlfühlen wie vorher. Seelische Beschädigungen dagegen sind das Ergebnis von Lernprozessen, die nicht rückgängig zu machen sind. Psychotherapie versucht eher, den Schmerz von alten Verletzungen zu lindern, indem man die unverdauten Gefühle bearbeitet, und Therapie versucht, den alten Erfahrungen neue an die Seite zu stellen, damit wir immer öfter auf diese neuen Muster zurückgreifen können. Rückstandsfrei verschwinden werden die alten aber wohl nicht. Immerhin können wir unseren Frieden damit schließen lernen, dass wir auch ab und zu Rückfälle in alte Muster erleben. Dann können wir uns klar machen, dass diese Muster Teil unserer Geschichte sind und einmal wichtige Aufgaben erfüllt haben, nehmen es aber nicht mehr so tragisch wie früher. Insofern sind »wachsen« oder »reifen« vielleicht die passenderen Begriffe als »heilen«. Heilsame Erfahrungen sind natürlich trotzdem möglich, nur eben wohl nicht im Sinne einer vollständigen Heilung, als wäre einem zuvor nichts widerfahren.

Der Therapeut ist deshalb auch kein Heiler. Er *behandelt* den Klienten nicht – jedenfalls nicht nach dem Verständnis der humanistischen Psychotherapie. Stattdessen unterstützt er ihn, indem er sich als professionell geschulter Beobachter, Beziehungspartner und Ideengeber anbietet. Wenn der Klient wachsen will, muss er mitarbeiten. Er braucht die Motivation, etwas in seinem Leben zu verändern, sich die schmerzhaften oder beängstigenden Areale seines Seelenlebens anzusehen und in der Arbeit mit diesen Themen an seine Grenzen zu gehen – nicht darüber hinaus.

Die letzte Verantwortung für sich und die Arbeit in der Therapie hat der Klient selbst. Er sucht sich seinen Therapeuten aus, er prüft für sich, ob er seine Angebote für passend hält oder nicht, und bestimmt, in welche Richtung er sich entwickeln will. Der Therapeut begleitet ihn auf diesem Weg mit Verständnis, Mitgefühl, Wohlwollen, Ermutigung und Hoffnung.

Und dann gibt es noch einen letzten wichtigen Wirkfaktor in der Psychotherapie, und das ist die Hoffnung des Klienten auf eine erfolgreiche Arbeit mit diesem Therapeuten. Er traut ihm als Profi und als Mensch zu, mit ihm gemeinsam die Wurzeln seines Unglücks freizulegen und ihm auf einen besseren Lebensweg zu helfen. Als Klienten werden wir wieder zu Kindern, die sich vertrauensvoll (und vielleicht auch mit etwas Idealisierung) in die Hände ihrer Eltern begeben, wenn es einen schwierigen Weg zu gehen gilt. Auch deshalb ist die Beziehung zwischen Klient und Therapeut so wichtig.

25. Sonderfall Trauma

Traumatisch verarbeitete Erlebnisse sind mit neuen Erfahrungen nur schwer zu ergänzen oder zu überschreiben. Ein Hund, der von seinem alten Besitzer viel geprügelt wurde und dabei dramatische Ängste erleben musste, wird sich immer ducken und die Augen schließen, wenn sein neues Frauchen die Hand ausstreckt, um ihn zu streicheln. Auch wenn sie über Jahre noch so liebevoll zu ihm ist, wird sich seine körperliche Reaktion zwar vielleicht abschwächen und vielleicht wird er sogar gleichzeitig freudige Gefühle zeigen, aber seine – an die ausgestreckte Hand gekoppelte – Angst bleibt für immer tief in seinem Gehirn eingeschrieben. Sie ist gewissermaßen schreibgeschützt.

Warum aber kann der Hund seine Angst nicht verlernen, obwohl er doch längst weiß, dass ihm von seinem Frauchen nichts Schlimmes droht? Der Sinn ist ganz einfach, das Überleben des Hundes zu sichern. Schließlich hat er während der Prügelszenen mit seinem früheren Herrchen Todesängste ausgestanden. Wir wissen nicht, ob Tiere eine Vorstellung von ihrem eigenen Tod haben, aber sie spüren bei Lebensgefahr sicher ebenso existenzielle Angst wie wir. Diese Angst ist – wie alle Gefühle – nach einem Trauma im limbischen System des Gehirns eingeschrieben und an bestimmte *Trigger* gekoppelt. Diese Trigger sind einige der Umstände, die das Trauma begleitet haben. Begegnet dem traumatisierten Wesen ein solcher Trigger, tritt die Todesangst wieder in den Vordergrund, um ihm mithilfe von schlagartig freigesetzten Stresshormonen die Flucht oder einen Kampf zu ermöglichen. Für den Hund ist die ausgestreckte Hand ein Trigger, weil er früher von einer Hand geschlagen wurde.

Ein Beispiel: Thorsten

Thorsten war in den 1990er Jahren im Jugoslawienkrieg als Transall-Pilot der Bundeswehr eingesetzt. Er sollte mit seiner Maschine Hilfsgüter in das von bosnischen Serben belagerte Sarajevo fliegen – das war Bestandteil der internationalen Luftbrücke für die eingeschlossenen Bewohner. Thorstens Transall wurde aber beim Landeanflug vom Boden aus beschossen. Er bekam Todesangst und Panik, machte vor Schreck einen technischen Fehler und die Maschine wäre abgestützt, wenn nicht ein anderes Besatzungsmitglied im letzten Moment eingegriffen hätte. Noch Jahre später litt Thorsten an einer posttraumatischen Belastungsstörung (PTBS) mit Panikattacken, Flashbacks, Schwitzen und seelischen Zusammenbrüchen. Diese Zustände wurden immer durch unbedeutend erscheinende Trigger ausgelöst: Es genügte zum Beispiel, wenn eine Transall in seiner Nähe einen Übungsflug machte und Thorsten das vertraute Brummen der Maschine hörte, oder wenn er beim Bergwandern wie aus seinem Cockpit ins Tal blickte. Seinem Verstand war klar, dass ihm keine Gefahr drohte, aber sein limbisches System schlug trotzdem mit Todesängsten Alarm, sodass er die Wanderung abbrechen musste.

Das heißt, dem limbischen System ist es völlig egal, ob tatsächlich Grund zur Todesangst besteht, es geht einfach auf Nummer sicher. Angst und Stress versetzten den Menschen in die Lage, einer eventuellen Todesgefahr aus dem Weg zu gehen, und das psychische Leiden ist eben der Preis dafür. So reagieren Traumaopfer auf Kleinigkeiten wie Geräusche, rote Krawatten, einen leichten Windstoß, Gerüche, einen bestimmten Tonfall oder Fernsehbilder mit massiven Stressgefühlen und sie vermeiden deshalb möglichst alle Situationen, die sie triggern könnten. Diese Vermeidung kann ihr alltägliches Leben und damit ihre Lebensqualität erheblich einschränken.

Inzwischen gehen viele Psychotherapeuten davon aus, dass nicht nur das Erleben oder Beobachten von lebensbedrohlichen oder gar tödlichen Unfällen, Gewalttaten, Entführungen, Kriegserlebnissen oder Naturkatastrophen zu Traumata führen kann, sondern auch dass Kinder in ihrer familiären Situation traumatisiert werden können, obwohl sie objektiv nicht in Lebensgefahr sind. Es genügt, wenn das Kind existenzielle Ängste empfindet, und das kann schnell geschehen, wenn man bedenkt, dass ein Kind existenziell von seinen Eltern abhängig und ihnen auf Gedeih und Verderb ausgeliefert ist.

Potenziell traumatisch ist es schon, wenn Eltern eine »Erziehungsmaßnahme« mit Liebesentzug verknüpfen, wenn also das Kind zum Beispiel einen Fehler gemacht hat und die Mutter tief enttäuscht reagiert und das Kind mit dem Satz »Ich will Dich nicht mehr sehen!« für Stunden auf sein Zimmer schickt. Wenn solche Situationen keine Einzelereignisse bleiben, sondern ganze Phasen einer Kindheit und damit die primären Beziehungen prägen, kann das traumatische Auswirkungen haben. Weil ein Kind ohne Eltern nicht überleben kann und es keine Alternative zu ihnen gibt, wirkt Liebesentzug verheerend auf die kindliche Seele.

Dasselbe gilt natürlich, wenn Kinder schwer vernachlässigt werden, wenn sie sexuelle Gewalt erfahren, wenn Eltern nur eine schwache Bindung zu ihnen aufbauen können oder aufgrund von Krankheit, Armut, Krieg oder eigenen Traumata überfordert sind. Zuwendung ist für Kinder alles!

Wenn Sie daran denken, wie schlimm es für uns Erwachsene sein kann, wenn der oder die Liebste sich von uns trennt, dann haben Sie eine schwache Ahnung davon, wie bedroht sich Kinder fühlen, wenn die Eltern sich – auch nur für kurze Zeit – von ihnen abwenden. Der Erwachsene kann sich eine neue Liebe suchen – das Kind sich aber keine neuen Eltern.

Die Folgen einer Traumatisierung können vielfältig sein: Manche Menschen leiden an Depressionen, Schlafstörungen, Anfällen von Jähzorn bis hin zur Gewalttätigkeit, andere werden zigaretten-, alkohol- oder drogenabhängig oder kriminell, wieder andere entwickeln eine Essstörung. Gemeinsam ist diesen Ausprägungen ein Vermeidungsverhalten und ein hoher Stresslevel – entweder punktuell oder dauerhaft. Es gibt zunehmend auch Anzeichen dafür, dass Psychosen und Schizophrenien die Folgen von Traumatisierungen sind. Traumatischer Stress kann sogar körperliche Langzeitschäden nach sich ziehen, zum Beispiel chronische Herzerkrankungen, Bluthochdruck, Diabetes, Asthma oder Schmerzsyndrome. Das Suizid- und Sterberisiko dieser Menschen ist ebenfalls höher.

Wenn Psychotherapie Traumata erfolgreich lindern will, muss sie also das limbische System erreichen und die Trigger entkoppeln. Traditionelle Therapie findet aber im Gespräch statt und wendet sich vorwiegend an das Großhirn, wo unsere vernünftigen Denkprozesse stattfinden. Klienten und nicht speziell fortgebildete Psychotherapeuten können sich darum an einem Trauma die Zähne ausbeißen: Denn Traumata bleiben oft auch von jahrelanger Psychotherapie unbeeindruckt und mancher Klient wandert verzweifelt von einem Therapeuten zum nächsten. Oft stellt sich erst nach einer Odyssee heraus, dass es sich um ein traumatisches Problem handelt. Traumata sind eben schreibgeschützt.

Die Traumatherapie ist ein sehr junger Zweig der Psychotherapie und steckt noch in den Kinderschuhen. Die meisten Therapieschulen haben eigene Konzepte entwickelt, um Traumata zu bearbeiten. Abschließende vergleichende Untersuchungen zu ihrer Wirksamkeit gibt es bislang kaum. Traumatherapeuten sind meist normale Psychotherapeuten, die sich für Traumaarbeit besonders interessieren und entsprechende Fortbildungen gemacht haben, die sie mit ihren ursprünglichen Verfahren kombinieren. Diese Methoden nutzen Imagination, Entspannungstechniken, Konfrontation, körpertherapeutische Techniken oder Entkoppelungstechniken und heißen zum Beispiel PITT, MPTT, Ego-State-Therapie, EMDR oder ROMPC.

Gerade die letzten beiden Ansätze zielen nicht nur darauf ab, dass die Klienten lernen, die Stressreaktion besser zu kontrollieren, sondern auch darauf, die Trigger zu entkoppeln, also zu entmachten. Bei EMDR *(Eye Movement Desensitization and Reprocessing)* zum Beispiel lassen die Therapeuten ihre Klienten schnelle horizontale Augenbewegungen machen – ähnlich denen der REM-Phasen des Schlafes, die dazu dienen, seelische Erlebnisse zu verarbeiten. Bei dem bisher leider kaum bekannten ROMPC *(Relationship-oriented Meridian-based Psychotherapy, Counselling and Coaching)* klopfen die Therapeuten außerdem ausgewählte Meridianpunkte hauptsächlich im Gesicht und an den Händen (die Klienten können sich auch selbst klopfen, falls ihnen das lieber ist). Währenddessen spricht der Therapeut zu dem in einer Art Trance befindlichen Klienten über die traumatischen Inhalte und trägt so zu ihrer Verarbeitung bei. Das Klopfen und die Augenbewegung stimulieren dabei offenbar das limbische System. Jedenfalls lässt der mit dem Trauma verbundene Stress meist rapide nach.

Ein Beispiel: Daniel (vgl. Kap. 24)

Daniel steht zurzeit unter enormem Stress, weil einerseits seine Frau eine Grippe hat und sich nicht ausreichend um den gemeinsamen kleinen Sohn kümmern kann, der ebenfalls krank ist. Andererseits steht er gerade beruflich unter großem Zeitdruck. Er leidet sehr darunter, dass er weder seine Familie ausreichend unterstützen noch den Erwartungen seines Arbeitgebers vollkommen gerecht werden kann. Er weiß, dass er beide enttäuschen muss, und hat Angst, dass sich daraus ernste Nachteile für ihn ergeben: Seine Frau könnte sich von ihm zurückziehen und der Arbeitgeber könnte ihm schlimmstenfalls kündigen. Er weiß, dass diese Ängste übertrieben sind, kann sie aber nicht ablegen.

Ich frage ihn, woher er die Angst in Verbindung mit Enttäuschung von Mitmenschen kennt. Er berichtet davon, dass seine Eltern oft übermäßig mit ihm geschimpft haben, wenn er eine Aufgabe nicht erledigt oder etwas kaputt gemacht oder verloren hatte. Die Mutter hat dann tief geseufzt und sich enttäuscht von ihm abgewendet. Er erinnert sich, dass er sich in diesen Situationen sehr schuldig, wertlos und verlassen fühlte. Oft habe er abends in seinem Bett gelegen und geweint. Sein Vater reagierte bei Konflikten mit Ablehnung, die bis zu körperlicher Gewalt gehen konnten. Daniel erinnert sich an einen Streit, als sein Vater ihn als vierjährigen Jungen hochgehoben und vor sich hingehalten hat, weil er vor Zorn nicht mehr zu bändigen war. Der Kleine fühlte sich unverstanden und ungerecht behandelt, wusste nicht mehr, wohin mit seiner Wut, und spuckte dem Vater schließlich mitten ins Gesicht. Der Vater gab ihm eine kräftige Ohrfeige.

Ich biete Daniel an, ihn nach der Methode von ROMPC zu klopfen. Er ist einverstanden, weil er schon eine gute Erfahrung damit gemacht hat. Ich klopfe ihn also an zwei Meridianpunkten am Auge und an einem am Zeigefinger, die laut Traditioneller chinesischer Medizin (TCM) den Gefühlen Wut, schmerzhafte Traurigkeit bzw. Schuld zugeordnet sind, und spreche dazu über die Situation des kleinen Daniel, über die genannten Gefühle und seine natürlichen Bedürfnisse. Nach fünf bis zehn Minuten fühlt er sich befreit und erleichtert und hat sogar seinem Vater innerlich verzeihen können, weil er spürte, wie hilflos sich der Vater wohl selbst gefühlt hat. In den nächsten Sitzungen berichtet er, dass ihn die Erwartungen von anderen Menschen gerade nicht mehr so in Not bringen wie zuvor.

Bei schweren traumatischen Symptomen kann es sinnvoll sein, die Psychotherapie durch eine medikamentöse Behandlung zu begleiten. Beruhigungsmittel müssen jedoch vorsichtig eingesetzt werden, weil sie oft (z. B. Benzodiazepine) schnell süchtig machen (vgl. Kap. 37).

26. Bin ich süchtig?

Wahrscheinlich hat jeder Mensch seine (kleinen) Süchte, jedenfalls wenn wir es als Sucht bezeichnen, dass wir von etwas nicht lassen können, obwohl es uns gar nicht mehr guttut. Mancher schafft es nicht, nach ein paar Stück Schokolade aufzuhören, futtert die ganze Tafel auf und eine Stunde später die nächste, eine andere kann den Fernseher nicht ausschalten und schaut immer noch eine Sendung anstatt ins Bett zu gehen; dieser arbeitet bis zur Erschöpfung und beutet sich aus, jene treibt exzessiven Sport; wieder andere surfen stundenlang im Internet oder verlieren sich in Computerspielen. Hinterher fühlen wir uns dann schal und unerfüllt. Es ist wie bei den Danaiden, die im griechischen Mythos Fässer mit Wasser füllen sollen, es aber nie schaffen, weil die Fässer durchlöchert sind.

Das heißt, wir versuchen mit unserem Suchtmittel ein tiefes Bedürfnis zu stillen, aber es gelingt uns nicht. Wer viel arbeitet und sich in der Firma unentbehrlich zu machen hofft, sucht vielleicht im Grunde seines Herzens (und vielleicht unbewusst) noch immer die Anerkennung seiner Eltern. Natürlich ist das ein verfehlter Versuch, denn der Chef wird sich uns nie so liebevoll zuwenden wie ein Vater und die Chefin wird uns keine Mutter sein. Im Gegenteil: Sie werden den zutreffenden Eindruck gewinnen, dass dieser Mitarbeiter sich ausnutzen lässt. Wer stundenlang fernsieht, möchte eigentlich vielleicht gerne Kontakt und Gesellschaft, aber die Figuren der Serien können ihm die Begegnungen mit Menschen natürlich nicht ersetzen. Und wer jeden Abend zwei Bier oder eine halbe Flasche Wein braucht, der will damit möglicherweise einen erhöhten seelischen oder körperlichen Stress loswerden.

Die »Droge« gibt uns zwar kurzfristig ein angenehmes Gefühl und betäubt unsere Sehnsüchte, aber sie befriedigt uns nicht. Also verlangen wir nach einer höheren Dosis und werden abhängig. Oft hat das schwerwiegende Folgen für unsere Gesundheit, aber auch für unsere Lebensgestaltung: Denn viele süchtige Menschen haben es aufgegeben, ihre Bedürfnisse zum Beispiel nach Kontakt, Gemeinschaft oder Anerkennung mit dem »Originalstoff« von nährenden Begegnungen zu stillen. Sie ziehen sich zurück und frönen nur noch ihrer Sucht.

In der Therapie können wir gemeinsam mit dem Therapeuten zum Beispiel herausfinden, welches tiefer liegende Bedürfnis wir mit unserem Suchtmittel befriedigen wollen und was uns daran hindert, es ohne den Umweg über ein Suchtmittel zu erfüllen. Wenn wir das verstanden haben, können wir daran arbeiten, diese Blockaden abzubauen.

27. Was kann ich in der Therapie erreichen und was nicht?

Die Psychotherapie gibt es nicht. Kein Klient wird dieselbe Therapie erleben wie ein anderer, weil jeder Mensch individuelle Themen hat, die ihm Probleme bereiten, und eine einzigartige Lebens- und Kindheitsgeschichte. Und natürlich ist auch jeder Therapeut ein einmaliges Individuum mit eigener Arbeitsweise. Man durchläuft in der Therapie also kein Programm, wie wenn man eine Sprache oder ein Instrument erlernt, sondern man lässt sich auf einen individuellen Prozess ein: eine Reise zu sich selbst (Ausnahme ist die Verhaltenstherapie, wo altes Verhalten nach einem bestimmten Ablauf schrittweise verlernt und neues eingeübt werden soll).

Deswegen gibt es keine Prognosen und auch keine Garantie auf »Heilung«. Der Erfolg einer Therapie hängt von Passung, Kontakt und Zusammenarbeit mit dem Therapeuten ab, davon, ob der Therapeut die Ursachen für die Problematik des Klienten tief begreift und ob er Ideen für Lösungen hat, von der eigenen Motivation und Mitarbeit und schließlich von der Schwere der Beschädigung, die den Beschwerden zugrunde liegt. Je früher ein Mensch Verletzungen erlitten hat und je schwerer sie sind, desto schwieriger ist auch die Therapie und desto langsamer stellen sich Fortschritte ein.

Viele Menschen haben auch – so paradox das klingt – Widerstände gegen eine positive Entwicklung. Denn zum einen ist jede Veränderung mit der Angst vor Neuem verbunden. Zum anderen kann es individuell gute Gründe geben, warum ein Mensch unbewusst an seinen Problemen festhält: Denn wenn Symptome wie Depression, Vermeidung oder Lähmung verschwinden, öffnen sich auf einmal neue Lebensbereiche, die auch Angst machen können.

Ein paar Beispiele:

Arthur hält an seiner Arbeits- und Alkoholsucht fest, weil er sonst erkennen würde, dass er seinen angesehenen und gut bezahlten Managerposten am liebsten kündigen und als Pferdetrainer arbeiten würde. Eva verharrt in ihrer lähmenden Depression, weil ihr sonst klar würde, dass sie eigentlich nicht Männer liebt, sondern Frauen. Michael hat mit anderen Menschen große Konflikte, weil er oft cholerisch und herablassend mit Mitarbeitern, Kunden und auch seiner Frau umgeht. Der Grund: Er hat seine Fähigkeit zu Mitgefühl und zu Gefühlen überhaupt betäubt, um nicht fühlen zu müssen, wie sehr er als kleiner Junge in einem wohlhabenden, aber strengen und lieblosen Elternhaus gelitten hat. Also hält er daran fest, dass er eine glückliche Kindheit und ein »normales« Elternhaus hatte. Unbewusst schützt er so seine Eltern. Es dauert zwei Jahre Therapie, bis er langsam und vorsichtig dorthin schauen kann.

Da es eine vollständige Löschung der Probleme wie gesagt (vgl. Kap. 24) nicht geben kann, muss jeder Klient immer wieder für sich definieren, was er in der Therapie erreichen möchte. Für viele bedeutet es schon einen großen Erfolg, wenn sie sich besser verstehen und begreifen, welche biografischen Ursachen ihre gegenwärtigen Schwierigkeiten haben. Denn dann müssen sie sich nicht mehr so schuldig fühlen und sich beim Auftauchen von Symptomen nicht verurteilen, was zuvor einen großen Anteil an ihrer Belastung ausgemacht hat. Dann kann es sein, dass ein Symptom auftaucht, dieses aber für den Betreffenden kein großes Problem mehr darstellt.

Die Leistung des Therapeuten ist kein frisch besohlter Schuh, sondern ein Angebot zu gemeinsamer Arbeit. Für das Gelingen einer Therapie, das sich aus vielen Faktoren und Hürden zusammensetzt, sind Therapeut und Klient verantwortlich – jeder in seiner Weise.

28. Wie profitiere ich am meisten von meiner Therapie?

Zur Therapie zu gehen ist kein Spaziergang, sondern eher eine – mitunter anstrengende – Bergwanderung. Der Psychotherapeut ist kein Arzt, der uns untersucht, uns ein Präparat verschreibt, uns operiert oder behandelt, während wir als Patienten eher passiv sind, sondern er leitet uns nur an und leistet Hilfe zur Selbsthilfe. Der Erfolg einer Therapie hängt auch davon ab, wie motiviert und engagiert wir als Klienten mitarbeiten: Dazu gehört es, schmerzhafte Gefühle zuzulassen, unangenehme Themen anzugehen, unsere Überzeugungen infrage zu stellen, möglichst alles auszusprechen und dabei auch Tabus nicht zu vermeiden, Entscheidungen zu treffen, in Konflikt zu gehen, neue Wege einzuschlagen und vor allem sich auf eine vertrauensvolle Beziehung zum Therapeuten einzulassen.

Das alles ist Arbeit und nach einer Sitzung ist man manchmal ganz schön erledigt oder »verstrahlt«. Kein Wunder, dass es einen mitnehmen kann, wenn man tief in die eigene Seele geschaut und lange verdrängte, vielleicht quälende Gefühle wiederentdeckt hat. Deshalb kann es auch sinnvoll sein, nach dem Therapietermin nicht gleich in eine wichtige Besprechung zu gehen, sondern sich etwas freie Zeit einzuplanen, bis man wieder die oder der Alte ist: für eine Stunde im Café oder einen Spaziergang durchs Grüne.

Psychotherapie ist ein Entwicklungsprozess und Entwicklung braucht Zeit. Man kann sie nicht beschleunigen, sondern muss Geduld aufbringen wie ein Gärtner. Denn auch hier geht es ums Wachsen. Meine gelegentliche besorgte Ungeduld in den ersten Jahren als Therapeut und auch meine anfangs übermäßigen Selbstzweifel haben im Laufe der Zeit deutlich abgenommen. Denn ich habe immer wieder erfahren dürfen, dass das zuversichtliche Warten und Am-Ball-Bleiben meist belohnt werden. Immer wieder einmal hatte ich das Gefühl, dass ein therapeutischer Prozess sich hoffnungslos festgefahren hatte und dass Klienten in ihrem Unglück versanken; manchmal habe ich ihnen meine augenblickliche Hilflosigkeit auch eingestanden und ihnen gesagt, dass wir das jetzt gemeinsam aushalten. Doch irgendwann war das Schiff plötzlich frei, und die Blockade war Schnee von gestern. Deshalb gibt mir diese Arbeit immer wieder eine große Zuversicht in die Entwicklungsfähigkeit von uns Menschen – auch in meine eigene. Die Erfahrung, dass es auf einmal nicht mehr weiterzugehen scheint, kennen wir schließlich alle.

Entwicklung kann man nicht erzwingen. Sie brauchen also nicht viel mehr zu tun, als sich für das Neue und für Ihren Therapeuten zu öffnen und Visionen zu hegen. So wie die Haut »weiß«, wie sie eine Wunde schließen soll und wie viel Gewebe sie bis zu welcher Grenze bilden muss, so »wissen« auch die Instanzen in unserem Inneren, was uns zu einem zuträglicheren Leben fehlt und wie wir dahin gelangen können. Wenn wir uns unserer Verantwortung für uns selbst bewusst sind, müssen laut der Humanistischen Psychotherapie nur die Bedingungen in unserer Umgebung – hier also die Situation im Therapiezimmer – stimmen: Dann nimmt unsere Weiterentwicklung ihren

Lauf und wir können die werden, die wir sind. Auf diese Bedingungen müssen Sie allerdings achten – also auf den Kontakt zum Therapeuten und auf das, was er Ihnen anbietet.

Nehmen Sie also alles, was in der zwischenmenschlichen Beziehung mit dem Therapeuten geschieht, so genau wie möglich wahr! Achten Sie darauf, was Ihnen angenehm ist und was weniger! Genießen Sie, was Ihnen im Kontakt zuträglich ist, und haben Sie ein Auge auf die Störungen! Kein Mensch kann uns nur Erfreuliches anbieten, nicht die besten Eltern und auch nicht der wohlwollendste Therapeut: Jeder hat Fehler und Schwächen, jeder lässt mal die Zügel schießen und vergaloppiert sich – meist geschieht das aus Versehen oder weil wir selbst nicht auf unsere Grenzen achten. Wenn der Therapeut also in irgendeiner Weise Ihre Grenze übertritt und Sie kränkt, verletzt oder etwas Unzutreffendes über Sie sagt, dann sprechen Sie es an! Sie können es entweder direkt nach dem Vorfall thematisieren oder, wenn es Ihnen erst später auffällt, in der nächsten Stunde. Erstens ist es immer gut, auf seine Grenzen zu achten, damit andere Leute – metaphorisch gesprochen – nicht in unserem Vorgarten herumspazieren und auf die Tulpen treten, und zweitens muss der Kontakt mit dem Therapeuten möglichst unbelastet und frei sein, damit wir vertrauensvoll mit ihm sprechen und arbeiten können. Wenn nämlich eine Störung im Vordergrund ist, können wir uns weder dem Therapeuten noch unseren Themen öffnen. Viele Menschen haben in ihrer Kindheit auch nicht lernen dürfen sich abzugrenzen, weil die Eltern sich davon zu verletzt gefühlt haben oder die Kontrolle nicht aus der Hand geben wollten. Dann wird es zu einer Aufgabe der Therapie, das nachzuholen: Jede Abgrenzung vom Therapeuten hat also den angenehmen Nebeneffekt einer kleinen Übung und gibt uns Sicherheit und Selbstvertrauen, das auch mit unseren Mitmenschen »draußen« zu erproben.

Genauso wichtig ist es, die *Angebote* des Therapeuten zu prüfen. Therapeuten haben zwar oft das richtige Gespür dafür, was mit einem Klienten gerade los ist und was er brauchen könnte, aber sie können sich auch irren, in fixen Vorstellungen verharren und selbst gerade einen »blinden Fleck« haben. »Blinder Fleck« bedeutet, dass man aufgrund der eigenen Prägung etwas beim anderen »sieht«, was eigentlich zu einem selbst gehört. Therapeuten sollten zwar im Rahmen ihrer Ausbildung viel Selbsterfahrung gemacht haben, die sie für die eigenen Themen sensibilisiert, aber ganz ist man gegen blinde Flecken nie gefeit.

Ein Beispiel: Manuel

Manuel spricht mit seiner Therapeutin darüber, dass er sich nicht entschließen kann, seine Freundin zu heiraten, obwohl sie ihm sehr wichtig ist und er sie liebt. Er würde das gerne ändern, weiß aber nicht, wie. Jetzt wäre es die Aufgabe der Therapeutin, mit Manuel zu erkunden, was Heiraten für ihn bedeutet, um herauszufinden, worin das Problem für ihn besteht. Doch offenbar identifiziert sie sich mehr mit der Partnerin ihres Klienten und stellt sich vor, dass diese über sein Verhalten gekränkt sein muss (obwohl sie gar nicht weiß, ob es der Partnerin nicht vielleicht ganz recht ist, nicht zu heiraten). Vielleicht hat die Therapeutin selbst einmal unter einer solchen Situation gelitten oder als kleines Mädchen nie eine wirklich nahe Beziehung zu ihrem Vater erlebt, was im Kontakt mit Manuel wieder getriggert wird. Jedenfalls macht sie ihm ungeduldig Vorwürfe, dass er sich nicht wirklich auf seine Partnerin einlässt. Sie macht sich also unbewusst zur Anwältin ihrer eigenen Interessen und nicht derer des Klienten und will ihn in eine Richtung manövrieren. Hoffentlich wird ihr dieses unangemessene Verhalten im Nachhinein klar oder sie kommt ihrer Reaktion in der Supervision (vgl. Kap. 33) auf die Spur und kann die Sache beim nächsten Gespräch mit dem Klienten klären und sich entschuldigen.

Solche Dinge können jedem Therapeuten passieren, das muss keine böse Absicht sein. Als Klient sollte ich deshalb immer aufmerksam bleiben und darauf achten, ob ich mich verstanden fühle, ob mein Therapeut gerade wirklich offen bei mir und meinen Bedürfnissen ist oder ob er mir möglicherweise etwas überstülpt.

Außerdem muss ich in jeder Stunde mehrmals prüfen, ob ich den Weg, den mein Therapeut gerade vorschlägt, auch gerade bereit bin mitzugehen: Ist es der richtige Augenblick? Überfordert mich das Thema nicht? Brauche ich vielleicht eine sanftere Gangart? Ist mein Vertrauen zum Therapeuten schon groß genug, um mit ihm darüber zu sprechen? In der Therapie (und auch sonst im Leben) ist es wichtig, zu schauen, dass sich der nächste Schritt stimmig anfühlt. Auch das können wir in der Therapie lernen und ausprobieren.

Haben Sie also keine falsche Ehrfurcht vor dem Therapeuten! Nehmen Sie es ernst, wenn Sie irritiert sind! Wenn Sie sein Vorgehen nicht verstehen, fragen Sie ihn, warum er einen bestimmten Weg vorschlägt! Meiner Ansicht nach müssen Therapeuten immer bereit und in der Lage sein, dem Klienten zu erklären, was sie gerade tun und warum. Andernfalls sind sie zu mächtig, haben allein die Kontrolle und halten den Klienten in Unmündigkeit. Diese Gefahr besteht vor allem in der Psychoanalyse. Denn Analytiker wollen ihre Klienten immer wieder auf sich selbst zurückwerfen und antworten mit Gegenfragen: »Warum wollen Sie das jetzt gerade von mir wissen? Warum ist das so wichtig für Sie?« Das hat große Vorteile, weil ich als Klient dann lerne, tief in mich hineinzuhören und mich besser zu verstehen, aber ganz schuldig bleiben sollte der Therapeut eine offene und ehrliche Antwort nicht. Es gibt Therapeuten, die sich nicht so gerne in die Karten schauen lassen und sich hinter dieser Haltung verstecken. Ich dagegen bin davon überzeugt, dass ich als Klient das Recht auf eine Antwort auf alle meine Fragen habe, die im Kontakt mit dem Therapeuten entstehen. Sonst ist keine Beziehung auf Augenhöhe möglich. Der Therapeut ist kein Guru und die Therapie keine Geheimwissenschaft: Man kann sie erklären und ein Klient darf erfahren, was der Therapeut mit ihm vorhat. Jede Therapie hat zwar ihre theoretischen Grundlagen, aber man sollte sich ihr nicht unterwerfen müssen. Sie dürfen alles fragen!

Manche Therapeuten – vor allem in der Verhaltenstherapie – geben ihren Klienten »Hausaufgaben«, um die gewonnenen Erkenntnisse zu vertiefen und in der Zeit zwischen den Therapiestunden zu üben. Andere Therapeuten gehen davon aus, dass die Erkenntnisse auch von alleine in einem weiterarbeiten und man nichts weiter tun muss: Das Bewusstsein ist durch die Therapiearbeit geschärft und immer öfter fallen einem die neuen Gedanken dann auch im Alltag ein. Die Folge: Man fängt an, anders mit sich umzugehen und sich auch anders gegenüber anderen Menschen zu verhalten.

Ein Beispiel: Annette

Annette fühlt sich leicht für andere Menschen verantwortlich und glaubt, ihnen jeden Wunsch von den Augen ablesen zu müssen. Die Folge: Die anderen verlassen sich auf sie und rechnen auch schon mit ihrer Hilfe. Deswegen kommt es immer häufiger vor, dass sie sich von ihnen ausnutzen lässt. In der Therapie wird ihr klar, dass tief in ihr die Grundüberzeugung schlummert, dass ihre Mitmenschen sie nur mögen und schätzen, wenn sie alles für sie tut; sie glaubt also, sich die Zuneigung verdienen zu müssen. Und sie erkennt auch die Ursachen dafür: Ihre Mutter war in ihrer Kindheit lange Jahre immer wieder schwer krank und hatte nicht die Kraft, sich ausreichend um ihre Kinder zu kümmern. So hat Annette schon mit acht Jahren verstanden, dass sie die Anerkennung ihrer Mutter bekam, wenn sie Verantwortung für ihre beiden kleinen Geschwister übernahm. Dieses Muster ist ihr dann so in Fleisch und Blut übergegangen, dass sie sich davon auch dann nicht verabschiedete, als sie erwachsen wurde und mit anderen Menschen zusammenkommen konnte, die sie wahrscheinlich auch ohne diesen übertriebenen Einsatz gemocht und wertgeschätzt hätten. Unbewusst hat sie sogar eine Nase für bedürftige Menschen entwickelt, die sie mit ihrem Muster an sich binden kann. Sie selbst kommt dabei natürlich zu kurz, weil ihre Kollegen, Freunde und Bekannten ihre Hilfsbereitschaft und Anteilnahme nur zu gerne in Anspruch nehmen und sie selbst nie Signale aussendet, dass sie ebenfalls Unterstützung, Zuspruch oder Trost braucht.

In der Therapie ist dieses Muster immer wieder Thema – zum Beispiel wenn sie versucht, sich auch um *mein* Wohl zu kümmern, statt maximal davon zu profitieren, dass ich für sie da bin. Im Alltag nimmt sie zunächst bewusster war, wie sie selbst dafür sorgt, dass andere sie ausnutzen und sie sich dabei verausgabt. Sie entdeckt dabei in sich zusehends auch Ärger und Wut darüber und spürt, dass sie auch als Mädchen schon wütend auf ihre Mutter war, nur dass sie diese Wut runterschlucken musste, um die Mutter zu schonen; sonst hätte sie wohl noch weniger Zuwendung von ihr bekommen. Diese neu entdeckten Gefühle melden sich jetzt im Alltag immer häufiger und helfen ihr dabei, nicht immer gleich ihre Hilfe anzubieten und auch mal eine Bitte abzuschlagen. Der schwerste und letzte Schritt ist für Annette, den anderen auch ihre eigenen Bedürfnisse zu zeigen. Rückfälle in alte Verhaltensmuster gehören zu diesem Weg natürlich auch.

Was können Sie sonst für sich tun, um möglichst gut von der Therapie zu profitieren? Wenn Sie die erarbeiteten Erkenntnisse vertiefen und sie noch besser auf sich wirken lassen möchten, können Sie ein Therapietagebuch führen oder die Therapiesitzungen mit dem Mikrofon Ihres Handys aufnehmen. (Für die Aufnahmen müssen Sie Ihren Therapeuten um sein Einverständnis bitten). Hilfreich sind auch Entspannungsverfahren wie autogenes Training, Achtsamkeitsübungen oder Meditation.

Vor allem aber sollten Sie sich im Alltag immer wieder fragen: Was brauche ich jetzt? Möchte ich das hier gerade eigentlich tun? Wobei fühle ich mich wirklich lebendig? Achten Sie darauf, welche Dinge Ihnen Freude machen und guttun, und tun Sie sie häufiger! Für viele Menschen sind das zum Beispiel Bewegung, Naturerlebnisse, Musik, Begegnungen mit Menschen, Kochen oder handwerkliche Betätigung – für Sie kann das aber auch ganz anders sein. Wenn bestimmte Gedanken und vermeintliche

Wertvorstellungen Sie daran hindern, für sich und Ihre Bedürfnisse zu sorgen, fragen Sie sich, ob sie wirklich solches Gewicht haben, und sprechen Sie in der Therapie darüber!

29. Was, wenn's hakt? – Probleme in der Therapie

Stellen Sie sich darauf ein, dass Psychotherapie keine Seelenmassage ist, bei der man sich zurücklehnt, versorgt wird und sich behandeln lässt! Sie ist ein Prozess, der mit Anstrengung und Arbeit verbunden ist. Sie kann mitunter auch belastend sein und hat – wie das Leben auch sonst – gute und schwierige Phasen. Auch in der Beziehung zum Therapeuten kann es Durststrecken oder Krisen geben. Werfen Sie nicht sofort die Flinte ins Korn, sondern bleiben Sie dran und sprechen Sie darüber, vor allem wenn sie spüren, dass die aktuellen Konflikte oder schmerzhaften Gefühle ihnen nicht zum ersten Mal begegnen. Dann haben sie nämlich wahrscheinlich mit Ihnen und Ihrem Leben zu tun und es lohnt sich, diese Themen in der Therapie zu bearbeiten. Als Faustregel gilt: Je schwerer wir es mit uns, unserem Leben und unseren Mitmenschen haben, desto eher müssen wir damit rechnen, dass auch die Therapie belastend werden kann. Das bedeutet umgekehrt aber auch, dass wir uns durch die Therapie auch bei diesen Lebensthemen weiterentwickeln können, wenn wir uns den Problemen stellen.

Ein wesentlicher Anteil von Psychotherapie ist es, alte und nicht mehr zugängliche Gefühle der Kindheit bewusst zu machen und sich wieder anzueignen. Es war zwar notwendig, sie zu verdrängen, weil sie uns in Konflikte, zum Beispiel mit den Eltern, brachten, aber je mehr Gefühle ein Mensch verdrängt, desto mehr büßt er auch die Fähigkeit ein, überhaupt Gefühle zu empfinden: Unbewusst betäubt er sich und seine Gefühlswelt. Deshalb geht es bei vielen Klienten darum, erst einmal das Fühlen wieder zu lernen, um lebendiger zu werden und auch mehr Lebensfreude zu empfinden.

Zusammen mit jenen ohnehin schon quälenden Gefühlen – wie Schmerz, Angst, Wut, Scham oder Schuldgefühlen – tauchen auch die gefürchteten alten Konflikte wieder auf, die wir als Kinder nicht aushalten konnten. Obwohl die Gefahren von damals wahrscheinlich vorüber sind, fühlt es sich immer noch bedrohlich an, diese Gefühle zuzulassen. Kein Wunder, dass man bei ihrer Wiederentdeckung auch hin und wieder auf die Bremse treten muss. Es braucht Pausen. Deshalb kommt es in fast jedem Therapieverlauf auch zu Phasen, in denen weniger passiert, in denen man sich auf dem Erreichten ausruht und sich auf das Schöne und Starke in seinem Leben besinnt, um wieder Kraft und Mut für weitere Entdeckungen zu schöpfen. Das Neue ist ja immer auch verunsichernd oder verwirrend. Lassen Sie sich von solchen Durststrecken also nicht aus der Ruhe bringen. Sie gehören dazu.

Wenn die Therapie gerade einmal nicht so intensiv ist, können Sie sich natürlich zwischendurch auch fragen, ob es Themen gibt, die Sie vermeiden, ob es ein Geheimnis gibt, das jetzt vielleicht »reif« ist und in der Therapie gemeinsam betrachtet werden kann (vgl. Kap. 16). Auch über Ihr Zögern können Sie mit Ihrem Therapeuten offen sprechen. Er wird Verständnis dafür haben und abwarten, bis Sie so weit sind.

Selbstverständlich machen wir beim Lernen nicht nur Fort-, sondern auch Rückschritte. Das erleben wir als Enttäuschung und stellen unsere Entwicklung infrage, weil wir die falsche Vorstellung im Kopf haben, dass Lernen in einer linearen Aufwärtsbewegung verlaufe. Alternativen zum Jetzigen zu erlernen ist aber eher, als würde man parallel zu einem breiten Waldweg kleine Pfade für sich entdecken und begehen. Kein Wunder, dass man manchmal auch wieder auf den Waldweg zurückkommt – vor allem wenn Hindernisse auftauchen. Schließlich ist der Hauptweg ja vertraut. Wenn wir einen vermeintlichen Rückfall in alte Muster erleben, greifen wir also nur auf früher Gelerntes und Bewährtes zurück.

Ein Beispiel: Sandra (vgl. Kap. 20)

Erinnern wir uns an Sandra, die sich von ihren Kolleginnen leicht benachteiligt fühlt und sich dann entweder schmollend zurückzieht oder aufbrausend wird. Sie lernt zwar im Laufe der Therapie gelassener zu reagieren, aber manchmal wird sie auf dem falschen Fuß erwischt und fühlt sich dann so in Not, dass sie wieder auf eine Kollegin »losgeht«. So hat sie es in ihrem Elternhaus gelernt: Damals war sie tatsächlich bedroht, wenn ihre Mutter sie vor den anderen Geschwistern auseinandergenommen und gedemütigt hat. Manchmal kommt sie am Boden zerstört in die Therapiestunde, weil sie sich wieder dazu hat hinreißen lassen, einer Kollegin empört »an den Hals zu gehen«. Wir klären dann erneut, warum dieses Verhalten früher die einzige Möglichkeit für sie war, sich zu schützen, und erinnern uns daran, wie oft sie schon diplomatisch auf kleinere Attacken reagieren konnte. Daraufhin ist Sandra dann wieder besänftigt. Bei nächster Gelegenheit gelingt es ihr auch wieder, gelassener mit den Kolleginnen umzugehen.

Schließlich kann es auch Konflikte mit dem Therapeuten geben. Sprechen Sie diese möglichst frühzeitig offen an! Egal ob Sie sich nicht verstanden fühlen, ob der Therapeut Fachchinesisch spricht, das Sie nicht verstehen, ob er ihnen etwas aufdrängt, was Sie nicht wollen, ob Sie Zweifel am Sinn der gemeinsamen Arbeit haben, ob Sie sich von ihm einen anderen Umgang mit Ihnen oder einem Thema wünschen oder ob es einen handfesten Konflikt mit dem Therapeuten gibt. Manche Klienten gehen automatisch davon aus, dass der Therapeut sich in dem Konflikt bestimmt nicht für sie öffnen und jedes Gespräch darüber scheitern wird, weil sie diese Erfahrung früher oft gemacht haben. Sie sprechen mit dem Therapeuten nicht über ihre Verletzung oder das verlorene Vertrauen und brechen die Therapie im schlimmsten Fall sogar ab, ohne den Konflikt je thematisiert zu haben. Dabei lassen sich zunächst riesig erscheinende Probleme oft mit einem Gespräch lösen. Vielleicht handelt es sich um ein Missverständnis, vielleicht weiß der Therapeut auch nicht, was Sie sich wünschen oder was Sie verletzt – wie sollte er auch, wenn Sie nicht darüber sprechen?

Natürlich machen Therapeuten auch Fehler. Wie jeder Mensch können sie sich im Ton vergreifen und sind auch mal ungeduldig, gedankenlos, rechthaberisch oder bevormundend. Noch dazu ist ihr Beruf sehr komplex: Er verlangt großes Feingefühl und viel Empathie, um andere Menschen richtig zu begleiten, die oft selbst noch nicht wissen, in welche Richtung ihre Entwicklung jetzt weitergeht. Er kann auch sehr belastend sein. Denn ein Therapeut muss aushalten, dass seine Klienten die unerfreulichen Anteile ihrer Eltern auf ihn übertragen. Er kann sich davon abgrenzen, aber erst einmal muss er aushalten, dass sie im Kontakt auf Kleinigkeiten sensibel und auch unangemessen reagieren, weil diese Kleinigkeiten große alte Verletzungen wachrufen. Schließlich kommt ein Mensch in Therapie, um diese alten Verletzungen zu bearbeiten und neue Erfahrungen zu machen. Deswegen sollten Therapeuten nicht überreagieren, wenn ein Klient ahnungslos eine wunde Stelle bei ihnen berührt. Denn der Klient soll ja nicht dieselben Verletzungen wieder erleben wie damals. Der Therapeut muss sogar dem Sog widerstehen, dass wir als Klienten die alten Situationen mit ihm reinszenieren, das heißt unbewusst dafür sorgen, dass er sich genauso verhält wie unsere Eltern. Diese Fallen muss der Therapeut rechtzeitig erkennen und sie in fruchtbare Arbeit umsetzen. Wenn er aber doch einmal in eine solche Falle tappt, sollte er sich spätestens in der nächsten Stunde dafür entschuldigen und wieder ein gutes Verhältnis herstellen. Alles andere muss man als Kunstfehler bezeichnen. Sich fachlich immer richtig zu verhalten ist aber nicht leicht.

Ein Beispiel: Francis

Francis ist ein schwer traumatisierter Flüchtling aus Afrika. Zu Beginn der Therapie kommt der junge Mann kaum je pünktlich und lässt immer wieder auch Termine ausfallen, ohne sie vorher abzusagen. Mir ist bewusst, dass ich mit ihm Geduld haben muss: Schließlich haben die Menschen in seiner Kultur eine andere Vorstellung von Pünktlichkeit und Zuverlässigkeit als wir und außerdem können schwer traumatisierte Menschen sich zeitweise nur mit Mühe konzentrieren und ihr Leben organisieren – sie vergessen also leicht ihre Termine. Sein Verhalten passt dazu, denn er hat eine traumatische Kindheit und Jugend hinter sich und eine abenteuerliche Flucht, die ihn mehrmals fast das Leben gekostet hätte.

Eine Weile lang kann ich mich dabei professionell verhalten und ihm mehrmals ruhig, aber deutlich klarmachen, dass wir hier nur gut zusammenarbeiten können, wenn er sich an unsere Abmachungen ebenso hält wie ich, und dass er auch die hiesigen Gepflogenheiten erlernen muss, wenn er in Deutschland bleiben möchte. Doch Francis ändert sein Verhalten nicht. Einmal, als er wieder einmal eine Stunde ohne Absage ausfallen lässt, ärgert mich das über die Maßen, weil ich mich – noch dazu unentgeltlich – für ihn engagiere, er es jedoch an Wertschätzung für mich und meine Arbeit mangeln lässt. Ich fühle mich schlecht behandelt und vernachlässigt. Mir ist klar, dass ich unter anderem deshalb so gekränkt bin, weil mein Vater mich früher oft sehr lange hat warten lassen und damit seine mangelnde Wertschätzung mir gegenüber zum Ausdruck brachte. Trotzdem schwelen diese Gefühle leise weiter und beim nächsten Mal halte ich ihm eine Standpauke, in der ich ihn meinen Ärger und meine Kränkung ungefiltert spüren lasse, und kündige ihm zornig und maßregelnd an, ich würde die Therapie nicht lange so fortsetzen, wenn er sein Verhalten nicht ändere.

Anstatt sich zu entschuldigen oder auf andere Weise einzulenken, verstummt Francis, was mich noch mehr aufbringt. Damit zollt er mir aber auf die in seiner Kultur übliche Weise seinen Respekt und zeigt mir seine Zerknirschung – das begreife ich erst hinterher. Ich bekomme in dieser Stunde keinen Kontakt mehr zu ihm, und er geht sehr geknickt nach Hause. Natürlich packt mich danach ein schlechtes Gewissen. Noch dazu weil ich weiß, dass er in seiner Kindheit einen brutalen, lieblosen und autoritären Stiefvater hatte, an den ich ihn mit meinem unnachgiebigen Zorn in dieser Stunde sicher ein wenig erinnert habe.

> Ganz offensichtlich habe ich mich unbewusst in eine Reinszenierung seinerseits hineinziehen lassen und bin in der Situation zum »bösen Stiefvater« geworden. Beim nächsten Mal beharre ich zwar in der Sache auf meinem Standpunkt, entschuldige mich aber in aller Form für meinen Ton und drücke mein Bedauern aus, dass ich ihm offensichtlich zugesetzt habe. Ich erkläre ihm, wie sich seine Nachlässigkeit für mich anfühlt, und wir können klären, was sein Rückzug in der Konfliktstunde zu bedeuten hatte und wie er sich in Zukunft anders verhalten kann. Am Ende können wir beide ganz gut nachfühlen, wie es dem jeweils anderen ergangen ist, und sind in der Lage, einander wieder vertrauensvoll und persönlich zu begegnen. Der Konflikt hat ihm also auch einen Gewinn gebracht, weil er einiges für sich daraus lernen konnte und weil er erfahren hat, dass eine gute Beziehung auch Misshelligkeiten aushält, wenn man die Probleme danach klären kann. In den nächsten Monaten arbeitet Francis an seiner Zuverlässigkeit und ich kann bei Verspätungen oder Stundenausfällen wieder ruhig reagieren.

Therapeuten sollten ihre verletzlichen Punkte kennen und spüren, welcher Teil des Konfliktes zu ihnen gehört und nicht zum Klienten, und sie sollten diesen Teil nicht dem Klienten aufbürden. Das fällt in manchen Situationen schwer, aber es ist nötig, um dem Klienten nicht zusätzlichen Schaden zuzufügen.

Wenn Sie sich von Ihrem Therapeuten also falsch oder ungerecht behandelt fühlen, sollten Sie das weder einfach hinnehmen noch die Therapie gleich beenden, sondern unbedingt mit ihm darüber sprechen. Weil Therapeuten gelernt haben, ihr Verhalten zu reflektieren, stehen die Chancen gut, dass sich der Konflikt ausräumen lässt und Sie dabei noch etwas lernen. Oft treten Konflikte auch an schmerzhaften oder auf andere Weise empfindlichen Punkten des Klienten auf und dann ist es wichtig, nicht – wie vielleicht sonst oft – die Flucht zu ergreifen, sondern sich die Möglichkeit zu geben, eine neue Erfahrung zu machen. Das erfordert Mut. Aber weil Ihnen die Therapie hoffentlich schon einiges gebracht hat und Chancen für weitere Veränderungen in sich trägt, sollten Sie sie auch nicht so schnell drangeben. Sprechen Sie also Ihren Konflikt mit dem Therapeuten offen an und sagen Sie ihm, welche Gefühle er bei Ihnen mit seinem Verhalten ausgelöst hat. In einem konstruktiven Gespräch können Sie beide dann klären, wer für welche Teile des Konfliktes die Verantwortung übernimmt, und sich wieder in eine vertrauensvolle Beziehung finden.

Leider ist das nicht immer möglich. Auch Therapeuten sind nur Menschen und manche reagieren verletzt und starr, wenn sie mit Kritik konfrontiert werden. Von den sechs Therapien, die ich selbst als Klient erfahren habe, habe ich zwei abgebrochen, weil beide Therapeuten sich weigerten, Verständnis für meine Gefühle zu zeigen, eigene Fehler einzugestehen und die Konflikte offen zu klären. Der Abbruch war wahrscheinlich für beide Seiten schmerzhaft, sicher aber für mich. Auf beide Therapeuten war ich enorm wütend und von beiden habe ich mich im Stich gelassen gefühlt. Es kam mir vor, als müsste ich mir eine Gliedmaße abschneiden, und es hat die Hürde erhöht, eine neue Therapie zu beginnen. Aber es hat sich auch richtig angefühlt, dass ich vor diesen Menschen, obwohl sie so wichtig für mich waren, nicht eingeknickt, sondern für mich eingetreten bin und mich abgegrenzt habe. Sicher habe ich meinen Anteil zu diesen Konflikten beigetragen, aber beide Therapeuten konnten nicht den ersten Schritt tun und mir aus dem Konflikt heraushelfen, wie es ihre Aufgabe gewesen wäre.

Ein eindeutiger Fehltritt eines Therapeuten ist es, wenn er sich auf eine sexuelle Beziehung zu einem Klienten einlässt – auch dann, wenn der Klient die Initiative dazu ergriffen hat (vgl. Kap. 34). Inzwischen landen diese Fälle vor Gericht, weil auch dem Gesetzgeber klar geworden ist, dass eine therapeutische Beziehung ein Abhängigkeitsverhältnis ist, das der Therapeut nicht ausnutzen darf, selbst wenn die Versuchung im Einzelfall groß sein kann. Ein Therapeut sollte sich dann fragen, wie es dazu kommt, dass ausgerechnet Menschen, die in einem Verhältnis der Abhängigkeit zu ihm stehen, für ihn sexuell attraktiv sind.

Ein Beispiel: Caro

Caro ist unter anderem zur Therapie gegangen, weil sie sich oft zu anderen Männern hingezogen fühlte und immer wieder Seitensprünge machte. Das nahm sie sich übel und wollte unbedingt etwas daran ändern. Die Aufgabe eines Therapeuten ist es in so einem Fall, gemeinsam mit ihr die Hintergründe zu erkunden: Was haben diese Wünsche nach Sex mit anderen Männern zu bedeuten? Wofür stehen sie? Was vermeidet sie auf diese Weise und warum? Hat die Beziehung zu ihrem Partner möglicherweise Entwicklungsbedarf? Und aus welchen Gründen geißelt sie sich für ihre sexuellen Eskapaden so? Es kommt ja schließlich öfter vor, dass Menschen es aufregend und schön finden, mit Dritten ins Bett zu gehen, auch wenn das zu Konflikten führen kann. Der Therapeut sollte also einen Raum schaffen, in dem Caro sich dieses Thema frei und ohne Bewertung ansehen kann.

Aber ihr Therapeut entscheidet sich für eine sonderbare Intervention: Er schlägt ihr vor, diese Gelüste nach anderen Männern doch probehalber auf ihn zu richten und dann gemeinsam daran zu arbeiten: Ob sie ihn denn nicht attraktiv finde? Er hat natürlich recht, dass sich viele Themen von Klienten auch in der Beziehung zum Therapeuten wiederfinden, und es gibt auch Klienten, die sich in ihre Therapeuten verlieben (vgl. Kap. 31), aber als Therapeut von sich aus eine so künstliche Situation zu inszenieren, entbehrt meiner Meinung nach jeder fachlichen Grundlage. Ich habe nur eine Erklärung dafür: Er findet Caro attraktiv und will sich in eine erotische Beziehung zu ihr fantasieren. Sie weist dieses Ansinnen unmissverständlich zurück, weil sie ihn in einer väterlichen Rolle für sich erlebt.

Leider lässt der Therapeut die Sache dann nicht auf sich beruhen, sondern unterstellt ihr auch noch, sie würde dem Thema ausweichen und die Bearbeitung ihres Konfliktes vermeiden. Damit missbraucht er eindeutig seine mächtige Position als Psychotherapeut und Caro ist von seiner Argumentation dementsprechend verunsichert, weil sie sich fragt, ob sie ihrem Problem nicht tatsächlich aus dem Weg geht.

Dann leistet sich der Therapeut aber noch eine weitere Entgleisung: Am Ende einer Stunde nutzt er eine Gelegenheit, sich Caro körperlich so zu nähern, dass es zu einem kaum kaschierten intimen Körperkontakt kommt. Caro ekelt sich dabei und es verstört sie auch, weil sie nicht mehr weiß, ob dieser Mann denn noch ihre Interessen vertritt oder sie für seine sexuellen Bedürfnisse missbraucht. Da sie seine beiden vorherigen Missgriffe schon angesprochen hat, ohne dass er sein unangemessenes Verhalten geändert oder auch nur eingesehen hätte, stellt sie ihn nicht noch ein weiteres Mal zur Rede und sucht sich einen anderen Therapeuten.

Manchmal ist es also notwendig, den Therapeuten zu wechseln. Die Entscheidung dazu sollten Sie nicht leichtfertig treffen. Wenn Sie aber über längere Zeit hinweg das Gefühl haben, nicht mehr gut bei Ihrem Therapeuten aufgehoben zu sein, und wenn Sie dieses Problem mit ihm besprochen haben, ohne dass sich etwas ändert, dann kann ein »Weiter-So« nicht nur keinen Nutzen bedeuten, sondern sogar Schaden. Geben Sie sich eine weitere Chance! Es lohnt sich! Falls Sie diese Entscheidung nicht alleine treffen wollen, können Sie sich auch von einem Fachmann beraten lassen (vgl. Kap. 34).

Wenn Sie die Therapie selbst bezahlen, ist ein Wechsel kein größeres Problem: Sie müssen sich lediglich die Mühe machen, einen neuen Therapeuten zu suchen. Wenn die Krankenkasse ihre Therapie bezahlt, ist ein Wechsel innerhalb der ersten probatorischen Gespräche ebenfalls unproblematisch. Nach diesen ersten Sitzungen ist die Genehmigung einer Therapie durch die Kasse allerdings zunächst einmal an den Therapeuten gebunden, der den Antrag dazu gestellt hat (vgl. Kap. 11). Ein Wechsel zu einem anderen Therapeuten desselben Verfahrens (z. B. Verhaltenstherapie) ist in der Regel aber relativ unkompliziert. Wenn sie zu einem Therapeuten eines anderen Verfahrens (z. B. Tiefenpsychologisch fundierte Psychotherapie) wechseln wollen, muss der neue Therapeut einen Antrag darauf stellen, was oft erfolgreich ist. In jedem Fall ist es immer sinnvoll, den Fehlschlag mit dem vorausgegangenen Therapeuten und eventuelle Verletzungen ausführlich in der neuen Therapie zu besprechen.

30. »Risiken und Nebenwirkungen« einer Therapie

Wie beschrieben besteht ein Risiko einer Therapie darin, dass der Therapeut unser Vertrauen zu ihm enttäuscht und uns dabei schlimmstenfalls noch Verletzungen beibringt oder alte Verletzungen verschlimmert.

Zu den üblicheren »Nebenwirkungen« von Therapie kann es gehören, dass alte verdrängte Gefühle wach werden, die dann wieder schmerzhaft sind. Man könnte das eine »Erstverschlimmerung« nennen.

Ein Beispiel: Gernot

Gernot hat von seinen Eltern sehr wenig Verständnis und Zuwendung bekommen und hat sich entschieden, ein emotional bedürfnisloses Leben zu führen. Deshalb sorgt er inzwischen für sich selbst und erwartet von niemandem mehr, dass er für ihn da ist. Für seine Partnerin und die gemeinsamen Kinder hat er die Rolle des Versorgers und Kümmerers übernommen. Als er aufgrund von Burn-out eine Therapie beginnt, ist er ganz überrascht, wie freundlich und fürsorglich sein Therapeut sich ihm widmet. Das freut ihn natürlich, andererseits wird dadurch sein lange zurückgehaltenes Bedürfnis nach Nähe und Zuwendung wieder wach und mit ihm der Schmerz über seine Entbehrungen in der Kindheit. Zusätzlich wächst in ihm eine große Angst, dass der Therapeut die gemeinsame Arbeit vorzeitig beenden und ihn damit verlassen könnte. Ihm wird klar, dass er diese Erfahrung aus seiner Kindheit kennt: Der Vater hat sich oftmals emotional von ihm zurückgezogen und hat ihn abweisend behandelt und verurteilt. Deshalb bekommt Gernot auch Angst vor mir, weil er sich so hilflos erlebt wie damals als kleiner Junge und mich als ebenso mächtig und gefährlich wie seinen Vater, weil ich ihn »durchschauen« und mich dann von ihm abwenden könnte. Also hat Gernot eine ganze Weile den Eindruck, dass es ihm seit Beginn der Therapie noch schlechter geht als vorher. Nach und nach erkennt er aber immer klarer, dass mir nichts ferner liegt, als ihn zu verurteilen oder gar im Stich zu lassen, sondern dass ich viel Mitgefühl mit ihm habe und ihn sehr gerne unterstütze. Die Ängste lassen nach und kommen immer seltener und immer weniger heftig zum Vorschein. Völlig verschwinden sie aber nicht. Im Lauf der folgenden Monate kann er sich vorsichtig auch den bedrohlichen Gefühlen seiner Kindheit nähern.

Wenn wir zur Therapie gehen, bringt das meist eine gewisse Verunsicherung mit sich. Das ist einerseits gut, weil wir dadurch offen für Neues werden und bereit sind, Altes infrage zu stellen, andererseits ist es aber auch wichtig, dass wir uns – vor allem in schwierigen Phasen der Therapie – nicht überfordern, sondern uns immer wieder daran erinnern, dass Veränderung Zeit braucht und wir Geduld haben müssen. Denken Sie daran: Sie sind der Chef! Falls die Therapiearbeit einmal zu belastend sein sollte, sprechen Sie es aus und schalten Sie einen Gang runter! Denn der Klient bestimmt das Tempo und entscheidet, auf was er sich gerade einlassen möchte. Der Therapeut ist nicht der »Bestimmer«, sondern ein Unterstützer. Er sollte immer wieder Ihr Einverständnis einholen, wenn er neue Wege beschreitet, oder zumindest jederzeit bereit sein, wieder einen Schritt zurückzutreten.

Eine Nebenwirkung von Therapie kann es auch sein, dass sich die Partnerschaft, in der der Klient lebt, (zeitweilig) verschlechtert. Das liegt oft daran, dass wir in der Therapie lernen, bewusster wahrzunehmen, wie es uns geht und was wir brauchen. Dabei werden wir natürlich auch sensibler für eventuelle Defizite in unserem Beziehungsleben. Vielleicht tauchen damit dann auch Ärger oder Frustration auf, die zu Auseinandersetzungen, zu einer Beziehungskrise und im schlimmsten Fall auch zu einer Trennung führen können, zumal wir in der Therapie oft selbstbewusster werden.

Ich betrachte das aber eher als eine Chance zu einer lebendigeren Beziehung. Denn meist wird ein schon länger schwelender Konflikt jetzt endlich angesprochen und es wird deutlich, dass mit der Partnerschaft etwas nicht mehr stimmt. Meist hat das auch der Partner schon länger gespürt. Konflikte und unerfüllte Bedürfnisse können aber nur bereinigt werden, wenn man sie anspricht. Und die Erfahrung zeigt: Wenn der Partner sich für die an ihn herangetragenen Themen öffnet und den anderen nicht verlieren möchte, wird er sich auch bewegen. Manchmal ist es hilfreich, wenn auch er sich therapeutische Unterstützung holt.

Ein Beispiel: Lena

Lenas Partner hat keine Arbeit und unternimmt auch keine großen Anstrengungen, eine zu finden. An der Hausarbeit beteiligt er sich ebenfalls nicht sonderlich und wenn Lena abends müde von der Arbeit nach Hause kommt, sitzt er mit seinen Kumpeln im Wohnzimmer und zecht mit ihnen bis in die Nacht. Geredet hat sie mit ihm schon unzählige Male darüber, aber es hat nichts geändert und sie hat mittlerweile resigniert. In der Therapie wächst ihr berechtigter Ärger auf ihn und auch ihr Mut, ihm schließlich ein Ultimatum zu stellen. Sie setzt ihm eine Frist von drei Monaten: Wenn er bis dahin keinen Job hat, muss er ausziehen. Und siehe da! Er begreift, dass es ihr diesmal ernst ist, und hat innerhalb kurzer Zeit eine Arbeit gefunden. Auch für die anderen Streitpunkte zwischen den beiden finden sich mit der Zeit Lösungen.

Da wir in der Therapie lernen, unsere Bedürfnisse zu spüren und ernst zu nehmen, werden wir auch unsere Familie, Freunde oder Kollegen öfter darauf aufmerksam machen, dass wir uns manches von ihnen wünschen oder auch nicht wünschen. Dadurch ändern wir das – oft über Jahre eingespielte – System unserer

Beziehungen und stellen unsere Mitmenschen vor eine gewisse Herausforderung. Es kann sein, dass sie dagegen erst einmal aufbegehren, gerade wenn sich daraus zunächst Nachteile für sie ergeben. Wenn sie aber verstehen, dass es uns ernst damit ist, werden sie sich auf die veränderte Beziehung einstellen, sofern wir ihnen wirklich wichtig sind. Natürlich passiert es auch, dass Beziehungen zeitweise oder ganz enden. Das ist schmerzhaft, vor allem wenn wir nicht so viele Menschen in unserem Umfeld haben. Dafür werden wir vielleicht neue Menschen kennenlernen und für uns gewinnen, die möglicherweise auch besser zu uns passen und uns zuträglicher sind. Langfristig kann es uns also guttun, manche Beziehungen zu beenden und neue zu knüpfen. Oft ist nur der Übergang eine schwerere Phase.

In jedem Fall sollten Sie darauf achten, dass Sie sich aus eigenem Antrieb trennen und nicht, weil der Therapeut Sie in diese Richtung drängt. Tragfähige Lebensentscheidungen kann niemand für einen anderen treffen – auch kein Fachmann.

31. Ich habe mich in meinen Therapeuten verliebt

Zwischen Klient und Therapeut entsteht im besten Fall eine persönliche, vertraute und warmherzige Beziehung. Viele Menschen sprechen sogar mit niemand anderem so offen und tief über ihre Gefühle und das, was ihnen im Leben wichtig ist. Viele machen zum ersten Mal in ihrem Leben die Erfahrung, wirklich verstanden zu werden, und sie empfinden es als sehr wohltuend, so aufrichtig zu sein, alle Masken abzulegen und dabei die Wertschätzung des Therapeuten zu spüren. Auch Therapeuten wird oftmals warm ums Herz, wenn ihre Klienten sich ihnen öffnen und sich so zeigen, wie sie sind.

Wenn Klient und Therapeut sich so nahe kommen, ist es eigentlich ganz natürlich, dass sie auch Zuneigung füreinander entwickeln und vielleicht sogar den Wunsch verspüren, auch außerhalb der Therapie Zeit miteinander zu verbringen. Und selbstverständlich kommt es auch vor, dass sich einer der beiden in den anderen verliebt.

Vor allem für Klienten ist ein Gegenüber, das sich so sehr um sie bemüht und für sie da ist, ein reizvoller Beziehungspartner. Jedoch würde eine private Beziehung auf freundschaftlicher Basis oder sogar in einem Liebesverhältnis der Therapie und damit dem Klienten nachhaltigen Schaden zufügen (vgl. Kap. 23). Es mag paradox klingen, aber Therapeuten dürfen selbst dann keine sexuelle Beziehung zu ihren Klienten eingehen, wenn diese das gerne hätten – sogar mit ihrem Einverständnis gilt das als sexuelle Gewalt.

Der Grund ist folgender: Als Klient bin ich – wie schon erwähnt – in einer Übertragungsbeziehung mit meinem Therapeuten (vgl. Kap. 9). Er ist also in einer Vater- oder Mutterrolle für mich, und ich darf immer wieder in meine kindliche Rolle zurückfallen, damit ich ein Stück Kindheit nachholen kann. Das bedeutet, dass ich dem Therapeuten natürlich sexuelle Avancen machen darf, seine Aufgabe aber ist es, mit mir danach zu forschen, was mein Angebot oder Wunsch in unserer Beziehung zu bedeuten hat: So könnte mein sexuelles Angebot zum Beispiel Ausdruck meiner Not sein, weil ich keinen anderen Weg weiß, seine Zuneigung zu gewinnen und aufrechtzuerhalten als durch eine erotische Verbindung, und das wäre dann ein Thema, das zu erforschen und zu bearbeiten sich lohnen würde.

Es ist also in Ihrem Interesse, wenn Ihr Therapeut den erwähnten Rahmen der Therapie einhält und sich nicht auf eine Beziehung außerhalb davon mit Ihnen einlässt. Das kann für beide einen Verzicht bedeuten, aber der Gewinn der Zurückhaltung ist größer.

Dessen ungeachtet können Sie Ihrem Therapeuten natürlich davon erzählen, dass Sie sich ihm nahe fühlen, den Wunsch haben, ihn auch außerhalb des Therapiezimmers zu sehen, oder dass Sie sich sogar eine Liebesbeziehung mit ihm vorstellen könnten. Sie dürfen sich laut und leise ausmalen, wie schön es wäre, sich zum Beispiel zum Essen zu verabreden oder gemeinsame Ausflüge zu unternehmen. Ihr Therapeut wird sich über solche Zeichen der Zuneigung hoffentlich persönlich, sicher aber professionell freuen, weil das dafür spricht, dass Sie gut miteinander harmonieren und zusammenarbeiten. Wenn Sie mit ihm darüber sprechen, können Sie die gemeinsame Nähe und Intimität innerhalb des Therapierahmens genießen und auch darüber nachdenken, wie sie solche Beziehungen auch in Ihrem Privatleben herstellen können.

32. Warum schweigt der Therapeut?

Sinn der Therapie ist nicht, dass der Therapeut möglichst viel spricht. Denn seine Aufgabe ist es nicht, uns viele Ratschläge zu geben oder uns aus dem »Kessel seiner Weisheit« den Teller voll zu schöpfen, sondern er soll uns auf unserer Reise der Selbstfindung in einem möglichst heilsamen Prozess begleiten. Deshalb erwarten die meisten Therapeuten von uns, dass wir uns selbst erkunden und über unser Innenleben sprechen. Sie geben Impulse, stellen Fragen oder konfrontieren uns vielleicht auch mal. Damit wir im Vordergrund bleiben können, versuchen sie, sich im Hintergrund zu halten und uns einen vertrauten und geschützten Rahmen für Selbsterkundung und Entwicklung zu bieten. Sie geben uns Verständnis und machen uns Mut, die zu werden, die wir sind. Das alles muss nicht mit vielen Worten geschehen.

Vor allem am Anfang der Sitzung sind Therapeuten oft zurückhaltend und lassen uns mit der Eröffnung des Gesprächs den Vortritt. Da kann dann ein peinliches Schweigen entstehen, das Sie vielleicht zunächst als quälend oder gar als Schikane empfinden, weil Sie noch unsicher sind und nicht immer wissen, wie Sie das Gespräch beginnen sollen. Aber der Therapeut möchte wahrscheinlich, dass Sie selbst bestimmen können, worüber Sie dieses Mal sprechen, und dass Ihnen klar ist, dass Sie in dem Prozess der Motor sind und nicht er. Denn Sie tragen die Verantwortung für das, was Sie in der Therapie erreichen wollen, und bestimmen, wohin die Reise geht. Nehmen Sie es also als Höflichkeit, dass Sie das Gespräch in der Regel beginnen dürfen, und machen Sie sich in den Tagen vor der Therapiestunde Gedanken darüber, worüber Sie dieses Mal sprechen wollen (vgl. Kap. 12).

Auch im weiteren Verlauf der Stunde kann ein Schweigen entstehen. Dann sieht es der Therapeut auch nicht immer als seine Aufgabe an, es zu brechen. Er weiß ja nicht, was gerade in Ihnen vorgeht, und möchte Ihnen Zeit lassen, den letzten Minuten des Gesprächs in Ruhe nachzuspüren und selbst den Moment zu bestimmen, in dem Sie bereit sind, das Gespräch fortzusetzen. Denn ein Schweigen kann eine wichtige Vorbereitung für den nächsten Entwicklungsschritt sein und dabei will der Therapeut Sie nicht behindern. Nutzen Sie also das Schweigen und nehmen Sie sich die Zeit herauszufinden und auszusprechen, was Sie sagen wollen. Nehmen Sie wahr, was gerade in Ihnen vorgeht, und teilen Sie es dem Therapeuten mit. Falls Sie sein Schweigen ärgert oder verunsichert, sagen Sie es ihm!

Davon abgesehen gibt es Therapieschulen, in denen die angehenden Therapeuten lernen, möglichst zu schweigen. Vor allem die Psychoanalytiker sind dafür bekannt, dass sie ihre Klienten oftmals »im eigenen Saft schmoren lassen«. Das löst bei manchen Klienten Ärger aus, hat aber den Sinn, dass wir begreifen, dass wir unser Leben in die Hand nehmen müssen und nicht vom Therapeuten erwarten können, dass er die Verantwortung dafür übernimmt. Ziel der Psychoanalyse ist es, dass die Klienten ungehindert dem Strom der eigenen Gedanken und Assoziationen folgen. Das liegt nicht jedem, aber man kann ja auch einen Therapeuten aus einer andere Schule für seine Therapie aussuchen.

Verhaltenstherapeuten sind dagegen aktiver und arbeiten mit ihren Klienten initiativ daran, neue Wege der Lebensgestaltung und Problembewältigung auszuprobieren und einzuüben. Sie schweigen wahrscheinlich seltener als zum Beispiel Psychoanalytiker.

33. Warum geht der Therapeut zur Supervision?

Klienten dürfen ihren Therapeuten (fast) alles zumuten. Gewisse Umgangsformen sollten sie natürlich wahren, ihren Therapeuten also nicht mutwillig beschimpfen, beleidigen oder gar handgreiflich werden, sonst wird wohl auch der geduldigste Therapeut alsbald die Reißleine ziehen und die Therapie beenden. Ansonsten dürfen Klienten aber das ganze »Drama« ihrer Persönlichkeit mit dem Therapeuten inszenieren, sie dürfen unbewusst glauben, dass er ihr Vater oder ihre Mutter sei, und ihn ihre ganze Wut spüren lassen, sie dürfen ihm Vorwürfe machen oder beleidigt sein. All das und noch manches andere muss der Therapeut aushalten können und versuchen, die Ursachen dafür zu verstehen. Er darf seine Klienten auf ihr Verhalten aufmerksam machen, aber ihnen nicht mit gleicher Münze rausgeben.

Es ist nun einmal so, dass wir die Dramen unserer Kindheit unbewusst auch in unserem Erwachsenenleben immer wiederholen und andere Menschen darin einbauen, auch wenn sie uns in Wirklichkeit vielleicht nur wenig Anlass dazu geben. Damit handeln wir uns natürlich immer wieder auch schmerzhafte Situationen ein. Die Therapie ist der Ort, wo dieser Teufelskreis aufgedeckt und unterbrochen werden soll, und es ist die Aufgabe des Therapeuten, die Weichen in eine andere Richtung zu stellen. Dazu muss er verstehen, was da eigentlich passiert und welche Rolle er dabei spielt.

Das alles ist nicht immer ein leichte Aufgabe für den Therapeuten und deswegen braucht er manchmal die Hilfe und Unterstützung eines erfahrenen Kollegen, bei dem er zur Supervision geht. Er erzählt dem Supervisor dann von (scheinbar) verfahrenen Therapieprozessen, von Selbstzweifeln oder von Schwierigkeiten mit diesem oder jenem Klienten. Die Ursachen dafür müssen nicht die Probleme des Klienten sein, sondern sind oft auch in ungelösten persönlichen Konflikten des Therapeuten zu finden. Der Supervisor (lat. *super* und *videre* = »von oben auf eine Sache schauen«) ist ein erfahrener Therapeut und hat als

Außenstehender meist gute Ideen, um Klarheit in den Prozess zu bringen. Er kann hilfreich sein, wenn eine Therapie keine Fortschritte macht (oder zu machen scheint) oder wenn es Konflikte zwischen Therapeut und Klient gibt. Vor allem hilft er dem Therapeuten zu erkennen, wo er vielleicht seine eigenen Anteile (blinde Flecken) mit denen des Klienten vermischt und deshalb im Konflikt mit ihm ist.

Ich habe es oft erlebt, dass nach einer Supervisionsstunde der »Knoten« platzt und die Therapie in eine neue Phase treten kann. So wird die Supervision auch zu einem wichtigen Instrument der Fortbildung. Viele Therapeuten treffen sich auch mit Kollegen zur sogenannten Intervision, wo dann mehrere Blickwinkel auf die Sache möglich sind.

Der Supervisor und die Kollegen der Intervision stehen natürlich wie der Therapeut unter Schweigepflicht. Im Normalfall muss der Therapeut auch nicht so viele Informationen über den Klienten geben, dass dieser erschließen könnte, um wen es sich handelt. Meist fallen nicht einmal Vornamen.

34. Was dürfen Therapeuten – und was nicht?

Psychotherapeut zu sein, ist einer der schönsten Berufe, die ich mir vorstellen kann. Es entspricht zutiefst dem Menschsein, dass wir andere unterstützen und es verschafft uns eine tiefe Befriedigung, wenn es uns gelingt, einem anderen zu helfen. Es stärkt den Zusammenhalt unter uns Menschen und gibt dem einzelnen das Gefühl, etwas Gutes für die Allgemeinheit zu tun.

Allerdings steht ein Psychotherapeut seinen Klienten gegenüber in einer ganz besonderen Verantwortung. Zum einen öffnen wir uns kaum jemandem gegenüber so sehr wie einem Psychotherapeuten und machen uns damit auch in besonderem Maße verletzlich. Zum anderen bekommen wir in der Therapie oftmals Kontakt zu unseren kindlichen Verletzungen und Wünschen und rutschen gewissermaßen wieder in unser kindliches Ich zurück.

Diese »Zeitreise« ist eine große Chance für positivere Erfahrungen als die, die wir an den schmerzhaften Punkten vielleicht mit unseren Eltern gemacht haben. Dafür brauchen wir aber auch den entsprechenden mütterlichen oder väterlichen Schutz vom Therapeuten und die Gewissheit, dass wir nicht an derselben Stelle wieder verletzt werden.

Der Psychotherapeut ist in einer mächtigen Position: Erstens hat er einen fachlichen Wissensvorsprung und zweitens hat ihm der Hilfesuchende vertrauensvoll die Macht zugeschrieben, ihm zu helfen. Diese darf er nicht missbrauchen, indem er sich viel darauf einbildet oder sie gar zum Schaden des Klienten ausnutzt.

Deswegen bin ich der Überzeugung, dass alle Therapeuten sich an folgende berufsethische Regeln halten sollten:

1) Sie müssen ihren Klienten gegenüber zu jeder Zeit – und vor allem auf Nachfrage – transparent machen, welches Ziel sie in der Therapie verfolgen, welche Mittel sie anwenden, in welchem Rahmen sie zur Verfügung stehen und natürlich auch, welche Kosten dabei für die Klienten entstehen. Sie berechnen keine Sitzungen, die der Klient fristgerecht abgesagt hat, und zwingen ihren Klienten auch keine starren Urlaubszeiten auf. Sie halten vereinbarte Termine nach Möglichkeit ein und beenden die Therapie nicht aus heiterem Himmel, sondern machen rechtzeitig vorher transparent, wann und warum sie das tun, und bereiten das Ende und die Zeit danach gemeinsam mit dem Klienten vor. Dasselbe gilt, wenn sie längere Zeit Urlaub nehmen oder in Elternzeit gehen.
2) Sie üben keinen Druck auf ihre Klienten aus – weder die Inhalte der Therapie noch deren Rahmen betreffend – und nutzen ihre stärkere Position auch sonst auf keine Weise aus. Sie respektieren Würde, Intimsphäre und Eigenart ihrer Klienten und ihr Recht auf Selbstbestimmung. Sie achten ihre religiösen Vorstellungen, ihre kulturelle Zugehörigkeit und die damit verbundenen Werte, ihr Geschlecht, ihre sexuelle Identität, ihre Hautfarbe und das Lebensalter, in dem

sie gerade stehen. Therapeuten be- und verurteilen ihre Klienten nicht und behandeln sie taktvoll und höflich. Klient und Therapeut begegnen sich als Menschen auf Augenhöhe.

3) Die Beziehung zwischen Therapeut und Klient ist auf den Therapieraum und den vereinbarten Zeitraum begrenzt. Das heißt, Therapeuten treffen sich mit ihren Klienten nicht privat, zum Beispiel auf einen Kaffee oder zum Essen, und halten die Sitzungen in der Regel nicht außerhalb des Therapiezimmers ab. Sie machen keine Geschäfte mit ihren Klienten, nehmen nicht ihre Dienste (z. B. als Haushaltshilfe oder Babysitter) in Anspruch und lassen sich nicht auf sexuelle Beziehungen mit ihnen ein. Sie sind sich darüber klar, dass Klienten Körperkontakt als übergriffig empfinden können und beschränken sich auf alltägliche menschliche Gesten und auf therapeutische Interventionen zum Beispiel im Rahmen körpertherapeutischer Behandlung. Auch dann fragen sie immer um Erlaubnis. Sie achten auch darauf, dass nicht ihre eigenen persönlichen Belange oder Sorgen in den Vordergrund der Therapie geraten und Klienten sich etwa animiert fühlen, sich für das Wohlergehen ihres Therapeuten verantwortlich zu fühlen.

   Wenn diese Regeln nicht beachtet werden, könnte die sensible Beziehung zwischen Therapeut und Klient in Gefahr geraten und zu Missbrauch oder einer zusätzlichen Abhängigkeit führen, für die es dann keinen Rahmen mehr gäbe.

4) Der Therapeut manipuliert seinen Klienten nicht – weder wenn es um Lebensentscheidungen geht, noch politische, weltanschauliche oder religiöse Fragen betreffend. Er beginnt keine Therapie zum Beispiel mit dem Lebenspartner seiner Klientin, solange sie noch bei ihm in Therapie ist. Wenn Freunde oder Verwandte des Klienten eine Therapie bei ihm beginnen möchten, holt er sein Einverständnis ein.

5) Der Therapeut ist sich im Klaren darüber, dass er seine Aufgabe nur dann qualitativ gut erfüllen kann, wenn er sich regelmäßig fortbildet und seine Arbeit von Experten supervidieren lässt (vgl. Kap. 33) oder in der Intervision Rückmeldungen von Kollegen einholt.
6) Der Therapeut wahrt die Schweigepflicht. Das heißt, er spricht nicht ohne Erlaubnis des Klienten mit Dritten über die ihm anvertrauten Informationen bzw. stellt sicher, dass Dritte niemals Rückschlüsse auf die Identität der betreffenden Person ziehen könnten. Er gibt nicht einmal die Information weiter, dass ein bestimmter Klient bei ihm zur Therapie geht. Ausnahme ist die Supervision – auch dort sollte die Identität des Klienten anonymisiert werden.
7) Der Therapeut ist sich bewusst, dass seine Kompetenzen begrenzt sind, und legt das zum Beispiel bei dauerhafter Überforderung dem Klienten gegenüber auch offen. Er macht deutlich, dass die von ihm geäußerten Hypothesen auf subjektiver Wahrnehmung und Einschätzung beruhen und erwähnt alternative Hypothesen.

Wenn Sie sich für einen Therapeuten entscheiden, können Sie diese oder andere Ethikregeln durchaus in den ersten Stunden mit ihm besprechen oder ihn nach seinen berufsethischen Vorstellungen fragen. Wenn der Therapeut auf solche Fragen anders als entspannt und offen reagiert, sollten Sie sich überlegen, ob Sie sich und ihre seelische Entwicklung in seine Hände geben wollen.

Bevor es zu krassen Übertretungen der berufsethischen Regeln kommt, gibt es Warnsignale, bei denen Sie als Klient hellhörig werden sollten: Spricht der Therapeut mehr von sich und seinen Erfahrungen, als Ihnen hilfreich ist? Reagiert er in manchen Situationen ungeduldig, ärgerlich, verletzt oder gar verletzend? Missbraucht er die Macht, die ihm seine Rolle gibt? Berührt er Sie mehr, als es Ihnen angemessen vorkommt? Macht er vielleicht sogar sexuelle Anspielungen? Haben Sie den Eindruck, dass er das Interesse an Ihnen verliert? Überzieht er häufig und unverhältnismäßig die Therapiestunde? Schlägt er Ihnen vor, die Sitzung im Park zu machen, weil doch so schönes Wetter sei? Bittet er sie um kleine oder größere Gefallen? Solche Grenzüberschreitungen haben für Klienten oft verheerende Auswirkungen. Denn Therapeuten spüren – wie andere Menschen auch – bewusst oder unbewusst, für welche Art von Missbrauch ein Klient empfänglich ist. Darauf müssen sie achten, sonst wiederholen sich in der Therapie genau die Verletzungen, die Menschen in ihrem Vorleben erlitten haben: Manipulation, Abhängigkeit, Abwertung, Parentifizierung (vgl. Kap. 8) oder sexuelle Übergriffe. Der Therapeut muss seine Klienten dabei unterstützen, diese Muster zu hinterfragen und sich dagegen zu wappnen. Dafür muss er ihnen in der therapeutischen Beziehung neue Erfahrungen ermöglichen. Andernfalls drohen schwere seelische Verletzungen in der Therapie und die Gefahr, dass sich die unzuträglichen Überzeugungen noch weiter verfestigen. Falls Sie also während der Therapie das Gefühl haben, Ihr Therapeut habe sich ihnen gegenüber menschlich und professionell nicht richtig verhalten, dann sollten Sie – soweit sie sich dazu in der Lage fühlen – zunächst das Gespräch mit ihm suchen. Denn wenn eine Klärung der Beziehung möglich ist, kann das eine sehr heilsame Erfahrung für Sie sein, die sogar ein Fortschritt in der Therapie ist.

Falls Sie bei Ihrem Therapeuten dagegen nicht auf Verständnis stoßen, sollten Sie je nach Schwere der Verhaltensweise abwägen die Therapie zu beenden. In jedem Fall können Sie sich bei einer professionellen Institution Rat und Unterstützung holen: Bei Ärzten sind die Landesärztekammern zuständig, bei Psychologischen Psychotherapeuten die Psychotherapeutenkammern der Länder (bei beiden auch die Kassenärztliche Vereinigung), und bei psychotherapeutischen Heilpraktikern die Berufsverbände, bei denen sie Mitglied sind. Darüber hinaus bietet der »Ethikverein e. V. Ethik in der Psychotherapie« kostenlose und vertrauliche Beratungen an. Außerdem gibt es verschiedene Psychiatrie-Beschwerdestellen oder sonstige Institutionen, die Psychotherapieklienten beratend zur Seite stehen.

In seltenen Fällen ist es auch angeraten, einen einschlägig erfahrenen Rechtsanwalt aufzusuchen und den Therapeuten anzuzeigen, vor allem wenn es sich um sexuelle Übergriffe handelt. In jedem Fall sollten Sie sich vorher gut beraten lassen, denn zum einen ist die Übertretung vieler der hier aufgeführten Ethikregeln nicht strafbar, zum anderen ist ein Gerichtsprozess, bei dem man dann auch als Zeuge auftreten muss, eine große Belastung und die eventuell unerfreuliche Erfahrung mit dem Therapeuten kann über viele Monate oder Jahre nicht abgeschlossen werden – ganz abgesehen von beträchtlichen Anwaltskosten. Gerichtsverfahren sind nicht auf die Bedürfnisse der Opfer zugeschnitten und können den seelischen Druck deutlich erhöhen, wenn zum Beispiel der Anwalt des Therapeuten den Klienten in die Zange nimmt und seine Glaubwürdigkeit infrage stellt. Oft ist es in diesen drastischen Fällen deshalb sinnvoller, eine Schlichtung oder Mediation anzustreben, bei der Klient und (ehemaliger) Therapeut die Ereignisse unter Moderation eines Fachmannes noch einmal durchsprechen und sich der Therapeut im Idealfall beim Klienten entschuldigt oder sein Fehlverhalten einsieht. In jedem Fall sollten Sie die Therapie bei einem anderen Therapeuten fortsetzen und dabei auch die Geschehnisse der vorigen Therapie bearbeiten, um besser zu verstehen, was passiert ist und wie Sie sich davor in Zukunft besser schützen können.

All diese Eventualitäten sind hier nur der Vollständigkeit halber erwähnt. Die meisten Therapeuten halten sich ohnehin an diese berufsethischen Regeln.

35. Kann mich der Therapeut bei Entscheidungen beraten?

Um eine tragfähige Entscheidung für mich zu treffen, brauche ich Zeit und ich muss mich gut kennen. Ich muss aufmerksam in mich hineinfühlen, damit ich erspüren kann, was die verschiedenen Alternativen für mich bedeuten würden. Je wichtiger die

Entscheidung, desto öfter und eingehender muss ich das tun. Meine Erfahrung ist: Entscheidungen kann man nicht fällen, sondern sie fallen. Man kann alles lange hin und her gewälzt haben, ohne eine Lösung zu finden, und dann ist mit einem Mal alles klar und man weiß, was man will.

Seine Entscheidungen kann aber jeder nur selbst für sich treffen. Denn jeder ist anders und lebt auch mit jeder Entscheidung unterschiedlich. Entscheidungen gehören also zu den persönlichsten und individuellsten Dingen im Leben, mit ihnen gestalten wir unseren Alltag und unser Sein. Ein Ratschlag von jemand anderem kann uns deshalb nur bedingt weiterhelfen.

Stellen Sie sich vor, Sie wollen Ihr Wohnzimmer neu möblieren, wissen aber nicht, ob sie ein oder mehrere Sofas anschaffen sollen oder lieber einzelne Sessel. Ist eine Sofalandschaft das Richtige oder doch eher eine Kombination aus einer Chaiselongue und ein oder zwei Sesseln? Mit Armlehnen oder ohne? Soll die Sitzhöhe hoch sein oder tief? Der Bezug aus Stoff oder Leder? Hell oder dunkel? Auch der beste Verkäufer kann nicht vorhersehen, wie es Ihnen mit den verschiedenen Lösungen gehen würde, und kann darum auch nicht für Sie entscheiden. Immerhin hat er als Fachmann die Übersicht über die Vor- und Nachteile jeder Lösung und kann sie Ihnen vor Augen führen, damit Sie sie sich vorstellen können. Er unterstützt Sie, selbst für sich herauszufinden, was für Sie passend wäre. Genauso ist es in der Therapie: Ein Therapeut weiß nicht, was richtig für Sie ist. Er kann Sie auf dem Weg zu einer selbstständig getroffenen Entscheidung nur begleiten.

Wichtige Entscheidungen sollten Sie aber auf jeden Fall mit ihm besprechen. Er kann mit Ihnen beleuchten, was Ihnen die Entscheidung eventuell schwer macht, und die Wahlmöglichkeiten mit Ihnen durchspielen. Schließlich geht es in der Therapie wesentlich um die Lebensgestaltung, und dazu gehören natürlich auch wichtige Entscheidungen. So werden die richtigen Weichen für eine Entscheidung immer wieder in einer Therapiestunde gestellt.

Manche Therapeuten legen mit Ihren Klienten in einem Vertrag fest, dass sie während der Therapie keine weitreichenden Lebensentscheidungen treffen sollen. Das kann sinnvoll sein, weil man in einer Krise oder einer Phase der Instabilität, die eine Therapie mit sich bringen kann, möglicherweise nicht in der Lage ist, tragfähige Entscheidungen für sich zu treffen – man würde die Entscheidung also vielleicht nach kurzer Zeit bereuen. Andererseits kann es auch problematisch sein, wichtige Entscheidungen für eine längere Zeit zu blockieren. Auch hier muss jeder seinen Weg finden und sich notfalls auch über die Abmachung mit dem Therapeuten hinwegsetzen, wenn er sich sicher ist, jetzt so entscheiden zu müssen.

36. Wie gehe ich mit Selbstmordgedanken um?

Wohl jedem ist schon einmal der Gedanke durch den Kopf geschossen, dass er lieber nicht mehr leben würde. »Des Lebens ungemischte Freude ward keinem Irdischen zuteil«, sagt auch der Dichter Friedrich Schiller. In besonders schweren Zeiten wäre man seine Last deshalb vielleicht am liebsten los. Das ist ganz normal und gibt sich meist von selbst wieder, weil bald wieder andere Zeiten kommen und es einem besser geht.

Manchmal setzen sich Selbstmordgedanken aber so fest, dass es gefährlich wird. Dann verengt sich unsere Perspektive so, dass wir dem Leben nichts Positives mehr abgewinnen und uns auch nicht mehr vorstellen können, dass es jemals wieder anders werden kann. Gerade das ist aber ein wesentliches Merkmal einer Depression. Dabei haben auch die meisten Depressionen irgendwann ihr Ende und man kann wieder Freude am Leben haben. Wer jedoch dauerhaft Selbstmordgedanken hegt und vielleicht sogar schon Pläne hat, wie er sie in die Tat umsetzen kann, der ist ernstlich krank, kann nicht mehr vollständig allein für sich sorgen und braucht dringend ärztliche Hilfe – sonst tut er sich am Ende vielleicht wirklich etwas an.

Deshalb sollten Sie in jedem Fall mit ihrem Therapeuten darüber sprechen, wenn Sie sich selbstmordgefährdet fühlen. Wenn er Sie von sich aus danach fragt, sollten Sie ihm unbedingt die Wahrheit sagen. Oft tut es schon gut, mit seinem Unglück nicht mehr allein zu sein. Es lohnt sich auf jeden Fall, das Problem anzugehen und sich Hilfe zu holen – eventuell auch mit Medikamenten (vgl. Kap. 37). Denn die allermeisten Menschen, die einen Selbstmordversuch überlebt haben und danach medizinische Hilfe bekommen, sind schon nach wenigen Tagen froh, dass sie es nicht »geschafft« haben. Denken Sie auch an die Menschen, die Ihnen nahestehen: Ein Selbstmord schlägt für Eltern, Geschwister, Freunde, Partner und vor allem Kinder eine schlimme Schneise des Todes in ihr Leben, die sie oft nie wieder ganz schließen können.

Das Leben ist eine große Herausforderung und wir alle müssen immer wieder mit Gefühlen der Sinnlosigkeit und Verlorenheit zurechtkommen. Es ist also ganz normal, sich einzugestehen, dass man nicht mehr weiterweiß, und sich dann Hilfe zu holen.

37. Medikamente?

Wenn es Ihnen ohne großes Leiden möglich ist, auf psychisch wirkende Medikamente zu verzichten, dann lassen Sie die Finger davon! Selbst wenn deutsche Ärzte immer öfter zu Psychopharmaka raten (sie stellten 2011 beispielsweise zweieinhalb mal so viele Rezepte für Antidepressiva aus wie im Jahr 2000[9]). Diese Mittel sind ein künstlicher Versuch, die empfindliche Biologie des Gehirns und damit die Psyche zu beeinflussen – wobei sie aber meist nur die Symptome behandeln und nicht die Ursachen. Außerdem haben sie teilweise beträchtliche Nebenwirkungen. Es kann vor allem bei langer und hoher Dosierung schwierig sein,

9 OECD-Studie *Health at a Glance 2013*, S. 103 (https://www.oecd.org/els/health-systems/Health-at-a-Glance-2013.pdf; zuletzt abgerufen am 7.6.2019).

den Ausstieg aus einem Medikament zu finden, und die Rückfallquote ist mit Medikamenten teilweise sogar höher als ohne.[10] In erster Linie nutzen Medikamente der Pharmaindustrie – und die hat pfiffige Wege gefunden, uns ihre gewinnträchtigen Produkte schmackhaft zu machen.

In den meisten Fällen von seelischem Leid ist es weder nötig noch hilfreich, Psychopharmaka zu nehmen. Antidepressiva zum Beispiel helfen bei leichten oder mittelschweren Depressionen kaum mehr als Scheinmedikamente (Placebos), dafür steigt bei einigen von ihnen (SSRI) das Selbstmordrisiko der Patienten beträchtlich. Außerdem glauben wir gerne, mit der Einnahme von Tabletten oder Tropfen schon genug für uns getan zu haben und uns nicht weiter um unsere seelischen Probleme kümmern zu müssen. Meist hilft Psychotherapie besser, denn sie bearbeitet die Ursachen unserer lebensgeschichtlich begründeten Probleme und entwickelt neue Strategien mit Nöten umzugehen.

Es gibt Ausnahmen: Wenn es einem so schlecht geht, dass Therapie allein nicht oder nicht schnell genug hilft, können zum Beispiel Antidepressiva eventuell die Symptome lindern und es so möglich machen, sich in der Therapie den vielleicht belastenden Problemen und Ursachen leichter zuzuwenden. Nicht zu vermeiden sind Medikamente möglicherweise, wenn Sie unter einer Psychose oder einer sonstigen schweren psychiatrischen Erkrankung leiden oder wenn Sie konkret mit dem Gedanken spielen, sich das Leben zu nehmen. In solchen Fällen können Psychopharmaka eine mögliche Brücke über eine schwere Zeit hinweg sein.

Manche Menschen nehmen dauerhaft Medikamente, um keine Rückfälle zu erleiden. Trotzdem sollten sie gelegentlich ihren Medikamentenkonsum hinterfragen: Vielleicht geht es ja doch mit weniger oder ganz ohne Psychopharmaka. Sprechen Sie mit Ihrem Arzt darüber! Die Höhe der Dosierung von Medikamen-

---

10 Z.B. Weinmann, S. (2019). *Die Vermessung der Psychiatrie.* Köln: Psychiatrie Verlag.

ten, vor allem in den psychiatrischen Kliniken, ist teilweise sehr umstritten: Die Ärzte – so die Kritik – fürchten sich einerseits vor den teilweise heftigen Gefühlen von schwer psychisch Kranken, andererseits setzen verzweifelte Angehörige und die Gesellschaft sie unter Druck etwas zu unternehmen. Also dosieren sie zum Beispiel Antipsychotika immer höher – mit teilweise verheerenden Folgen.[11]

Antidepressiva machen – anders als Sie vielleicht gehört haben – nicht süchtig. Sie haben aber Nebenwirkungen, es kann eine Weile dauern, bis man das richtige Medikament findet, und am Ende der Behandlung ist es mitunter schwierig, das Medikament abzusetzen, weil sich das Gehirn der veränderten Chemie im Kopf angepasst hat. Deshalb ist es oft nötig, das Medikament langsam auszuschleichen und so den Körper zu entwöhnen.

Wer unter seelischen Problemen leidet, greift oft auch zu Aufputsch-, Beruhigungs-, Schmerz- oder Schlafmitteln. Punktuell kann das sinnvoll sein, zum Beispiel wenn Sie gelegentlich unter traumatischem Stress leiden und die Spitzen sogenannter »Flashbacks« mit einem Beruhigungsmittel oder Angstlöser als Notfallmedikament abfangen. Aber Sie müssen wissen, dass die meisten dieser Medikamente (v. a. Benzodiazepine) sehr schnell (also zum Beispiel schon nach zwei Wochen) abhängig machen, das heißt, der Körper gewöhnt sich an die Dosis und braucht sie – oder er verlangt sogar nach mehr. Das Ende vom Lied: Ihre Beschwerden sind nicht nur nicht gelöst, sondern Sie haben dazu noch ein Suchtproblem. Und ein Entzug kann scheußlich sein!

Bedenken Sie außerdem: Seelische Beschwerden oder Symptome können auch die Nebenwirkung von anderen Medikamenten sein, die sie ohnehin einnehmen. Lesen Sie daher am besten den Beipackzettel Ihrer Medikamente und fragen Sie ihren Arzt zu möglichen Nebenwirkungen.

---

11 Eindrucksvoll ist dazu folgender Dokumentarfilm: Kalms, J. et al. (2015), *Nicht alles schlucken – Leben mit Psychopharmaka*. Köln: Psychiatrie Verlag.

38. Soll ich mit anderen über meine Therapie sprechen?

Zu einem Therapeuten zu gehen und dort an seiner Persönlichkeit zu arbeiten ist etwas sehr Persönliches und Privates – privater als Klarinettenunterricht oder ein Yogakurs; deswegen wird der Kreis von Menschen, mit denen ich darüber spreche, naturgemäß kleiner sein. Gerade wenn ich bei der Therapie noch Neuling bin und mich erst an diesen Gedanken gewöhnen muss, ist es sicher besser, nicht gleich jedem davon zu erzählen. Ich weiß ja nicht, wie die Menschen reagieren, und eine abfällige Bemerkung könnte mein Verhältnis zu meinem neuen »Hobby« schädigen und mich beirren.

Viele »Therapie-Anfänger« schämen sich dafür, dass sie auf professionelle Hilfe angewiesen sind, und glauben, sie seien die Einzigen auf der Welt, die so »verkorkst« seien, dass sie das brauchen. Doch das Leben ist eine komplexe und schwierige Aufgabe und es ist ganz normal, manchmal davon überfordert zu sein. Woher sollten wir auch gelernt haben, mit Blockaden oder Krisen umzugehen? Ein entsprechendes Schulfach gibt es nicht. Psychotherapeuten sind auch eine Art Lebenslehrer, die hier helfen können. Wer darüber abfällig spricht oder sich lustig macht, hat offensichtlich keine Ahnung davon, was in Therapien geschieht und was ihm selbst dabei entgeht.

Zum Therapeuten zu gehen ist also nichts, was man generell verbergen müsste. Viele Menschen nutzen diese Entwicklungschance für sich, weil sie mit einem Problem alleine nicht weiterkommen und mehr über sich lernen wollen. Mit diesem Geheimnis auf Dauer herumzulaufen, ist auch nicht angenehm (vgl. Kap. 16). Darum kann es befreiend sein, anderen davon zu erzählen. Das macht ihnen vielleicht sogar Mut, diesen Schritt auch einmal zu versuchen. Ich selber gehe inzwischen relativ offen damit um, dass ich auch von Zeit zu Zeit eine oder mehrere Therapiestunden nehme, wenn ich mit einem Thema Unterstützung brauche.

Meiner Erfahrung nach sorgt Psychotherapie dafür, dass Menschen reifer und selbstbewusster werden, mehr Verständnis für andere haben, die Welt differenzierter und toleranter betrachten und interessantere Gesprächspartner werden. Die meisten Menschen, mit denen ich näher vertraut oder befreundet bin, haben irgendwann einmal Therapie gemacht. Für mich persönlich ist das fast schon eine Art Qualitätsmerkmal geworden und vor Klienten, die diesen Schritt gehen, habe ich immer großen Respekt.

Trotzdem müssen Sie sich überlegen, wie viel Sie über die Inhalte der Therapie mit anderen sprechen wollen. Außenstehende wollen es meist gar nicht so genau wissen. Manchmal kann es für den Kontakt hilfreich sein, wenn der andere weiß und versteht, warum man zurzeit vielleicht gelegentlich besondere Verhaltensweisen an den Tag legt. Zu bestimmten Zeiten haben viele Klienten das Bedürfnis, mit Ihren Eltern über die Therapie, über ihre Kindheit und ihre heutige Beziehung zu ihnen zu sprechen. Das kann sehr wichtig sein, um die Beziehung zueinander zu klären oder zu verbessern. Und in einer Partnerschaft ist es natürlich auch ein Thema, wenn einer von beiden eine Therapie macht – schon allein, weil der andere sich fragt, was da eigentlich passiert oder ob er da vielleicht Thema ist. Manche Partner sind auch eifersüchtig auf den Therapeuten, weil ihr Partner mit ihm vielleicht viel persönlicher und vertrauensvoller spricht als mit ihm selbst.

Es gilt also, immer im Einzelfall abzuwägen, wie viel Sie von den Prozessen in Ihrer Therapie mit wem besprechen wollen. Sie werden wahrscheinlich das Bedürfnis haben, manches mit anderen zu teilen, weil die Erlebnisse in der Therapie sehr intensiv und wichtig sein können. Aber nach jeder Stunde alles haarklein mit der besten Freundin oder dem Partner nachzuarbeiten, ist sicher auch übertrieben, vor allem wenn der Gesprächspartner nicht nur Interesse zeigt, sondern auch Einfluss nehmen und die Therapie vielleicht kritisieren will.

Das Ende der Therapie

39. Wie lange dauert eine Psychotherapie?

Das Ziel der Therapie ist es, eines Tages auf eigenen Füßen zu stehen und keine regelmäßige Therapie mehr zu brauchen. Wir wollen ja lernen, unsere zwischenmenschlichen Bedürfnisse mit den Mitmenschen unseres Alltags zu befriedigen, und nicht dauerhaft von unserem Therapeuten abhängig sein.

Aber eine Psychotherapie ist kein Lehrgang, den man absolviert, und darum gibt es keine festgesetzte Anzahl von Stunden, Monaten oder Jahren, die sie dauern muss oder soll. Keine Therapie gleicht der anderen, jede Lebensgeschichte ist einzigartig, jeder Mensch lernt anders und hat eigene Bedürfnisse, Widerstände und Ziele.

Der Eine möchte in erster Linie ein lästiges Symptom loswerden (wie etwa die Angst, in eine U-Bahn zu steigen), einem Anderen geht es darum, tief zu verstehen, wie er der geworden ist, der er ist, der Dritte will die Beziehungen zu seinen Mitmenschen verbessern. Als Faustregel kann man sagen: Je früher ein Mensch in seiner natürlichen Entwicklung gestört und beschädigt worden ist (z.B. in den wichtigen ersten drei Lebensjahren), und je tiefer diese Beeinträchtigung gewirkt hat, desto länger wird es auch in einer Therapie dauern, mit den daraus entstandenen Schwierigkeiten umgehen zu lernen. Wenn ein Mensch zum Beispiel nicht mehr viel fühlt, weil er sich das schon früh abgewöhnen musste oder seine Eltern es ihm nicht beigebracht haben, muss er langsam lernen, seine Gefühle wahrzunehmen – das kann Jahre dauern; ebenso wenn jemand eine frühkindliche Bindungstraumatisierung erlitten hat, also schon früh vernachlässigt oder gar misshandelt wurde.

Manche sind zufrieden, wenn ein Leid aufhört, das sie schon lange plagt, zum Beispiel eine Depression. Andere möchten dann die Therapie fortsetzen, um mehr über sich selbst zu erfahren, ihre Lebensqualität zu verbessern oder intensiver zu leben. Wieder andere brauchen ihr Leben lang (immer wieder) Therapie oder möchten sie gerne für sich nutzen, um sich weiterzuentwickeln und zu wachsen. (Wer zu seinem Vergnügen ein Musikinstrument spielt, kann sich auch überlegen, ob ihm das aus der Kindheit im Instrumentalunterricht erworbene Können genügt oder ob er auch als Erwachsener weiter Unterricht nehmen möchte, denn ein Ende des Lernens ist dabei ebenfalls nie zu erreichen.)

Wenn Sie überlegen, die Therapie zu beenden, können Sie sich zurückerinnern, wie es Ihnen ging, als Sie sie begonnen haben. Haben Sie die Ziele, die Sie damals hatten, erreicht? Geht es Ihnen spürbar besser als damals? Konnten Sie das in der Therapie Erlernte auch in Ihrem Alltag umsetzen? Können Sie sich vorstellen, den beschrittenen Weg nun ohne therapeutische Unterstützung weiterzugehen? Haben sich vielleicht neue Ziele ergeben, die Sie erreichen wollen?

Manche Menschen brauchen nur ein paar Therapiestunden, um wieder auf die richtige Spur zu kommen, weil sie »nur« in einer akuten Krise stecken. Andere haben nach einem Jahr das Gefühl, wieder alleine ihren Weg weitergehen zu können. Wieder andere nutzen ihren Therapeuten mehrere Jahre als Begleiter und sind froh darum. Und dann gibt es auch Menschen, die so schwer beschädigt sind, dass ihnen ein Leben lang immer wieder therapeutische Hilfe guttut.

Die Überzeugungen, die wir von uns selbst und von den Beziehungen zu unseren Mitmenschen hegen, haben wir über viele Jahre erlernt – kein Wunder, dass es auch Jahre dauern kann, diesen Vorstellungen andere an die Seite zu stellen. Machen Sie sich aber am Anfang keine Gedanken, wie lange die Therapie wohl dauern wird. Schauen Sie lieber, wie es ihnen gerade dabei geht und was momentan wichtig ist für sie. Der Rest findet sich. Es wird die Zeit kommen, wo Sie selbst spüren, dass die Therapie langsam zu Ende geht.

Erwarten Sie nicht, dass Sie durch die Therapie ein rundum glücklicher Mensch werden, der keinerlei Probleme und Altlasten mehr hat. Wirklich glücklich ist ein Mensch wohl nur in einzelnen Momenten oder Stunden. Ein wesentlicher Fortschritt ist es schon, wenn man in der Therapie gelernt hat, mit seinen Schwierigkeiten umzugehen und mit ihnen zu leben. Ein Leben, das immer wieder mal erfüllt und zufrieden, gelegentlich glücklich und ansonsten meist erträglich ist, könnte man als gelungen betrachten.

Aber das bestimmt jeder Mensch für sich selbst. Deshalb bin ich auch der Meinung, dass nach Möglichkeit der Klient entscheiden sollte, wie lange seine Therapie dauert, und nicht der Therapeut. Der Klient ist der Experte für sich und weiß am besten, was er braucht oder was ihm fehlt. Natürlich kann es sein, dass der Therapeut den Eindruck hat, dass nichts Wesentliches mehr in den Sitzungen passiert, dann wird er den Klienten darauf ansprechen, und die beiden können sich in einem offenen Gespräch austauschen.

Gerade wenn Klienten sich sehr davor fürchten, dass der Therapeut die Therapie und damit die Beziehung beendet, ist ein wichtiges Ziel der Therapie noch offen: So wie Kinder sich irgendwann von selbst von ihren Eltern lösen, weil sie sich reif dafür fühlen, so sollte es auch in der Therapie sein. Würde der Therapeut die Beziehung nach eigenem Gutdünken beenden, wäre das so, als würden Vater oder Mutter das Kind aus dem Haus werfen, anstatt zu warten, bis es so weit ist zu gehen. Auch der Apfel löst sich von alleine vom Baum, wenn er reif ist.

Jeder Klient kann die Therapie natürlich auch vor der vorgesehenen Zeit beenden. Wichtig ist jedoch, das nicht abrupt zu tun, sondern mindestens noch einmal zu einem Gespräch zu kommen, Bilanz zu ziehen und Abschied zu nehmen. Gegebenenfalls sollten Sie auch ausführlich über den Grund sprechen, warum Sie aufhören wollen. Oftmals liegt dort noch ein wichtiges Thema, zum Beispiel ein Konflikt mit dem Therapeuten oder die Angst vor einem Inhalt der Therapie.

40. Und wenn die Kasse nicht mehr zahlt?

Wenn die Krankenkasse die Therapie finanziert, ist nach mehreren Verlängerungen irgendwann die maximale bewilligte Stundenzahl erreicht oder ein Gutachter der Krankenkasse, der einen nie gesehen hat, entscheidet nach Aktenlage auch schon vorher, dass man keine Therapie mehr »braucht«. Das Ziel der Krankenkasse ist es ja, die seelische Gesundheit wiederherzustellen – also vor allem die Arbeitskraft – und dieses von außen festgesetzte Ende kann sich auch für den betroffenen Klienten stimmig anfühlen. Trotzdem ist das nicht zwangsläufig das Ende der Therapie: Als Klient sollte ich ja nicht von außen bestimmen lassen, was richtig und gut für mich ist, sondern ich darf selbst für mich sorgen. Also kann ich mich auch dafür entscheiden, die Therapie auf eigene Kosten fortzusetzen, sofern mein Therapeut damit einverstanden ist. Das ist natürlich eine Investition, die auch manchen anderen Verzicht mit sich bringen kann, und man muss sich überlegen, ob man sich das leisten kann und will. Mein erster Analytiker hat einmal gesagt: »Eine gelungene Therapie ist nicht mit Geld zu bezahlen.« Dem kann ich nur zustimmen. Denn die gesteigerte Lebensqualität ist deutlich mehr wert und bleibender als manches andere, wofür man sein Geld sonst ausgibt.

Außerdem können Psychotherapeuten drei Sitzungen pro Patient und Quartal auch ohne Antrag über die Kasse abrechnen, einen kleinen Zuschuss gibt es also noch. Und zwei Jahre nach Ende der finanzierten Therapie ist es auch wieder möglich, bei der Krankenkasse einen erneuten Antrag auf Psychotherapie zu stellen – mit einer anderen Diagnose oder einer Akutbehandlung auch früher.

41. Der Abschied

Eine Therapie ist ein intensiver, persönlicher und manchmal auch langer Weg. Meist entsteht dabei eine nahe Beziehung zum Therapeuten, die sich so ähnlich anfühlen kann wie eine Freundschaft. Für manchen ist der Therapeut sogar zu einer Art Vater- oder Muttterersatz geworden. Seine Unterstützung hat ihm möglicherweise über eine schwere Zeit geholfen und die Sitzungen waren ein wichtiger Ankerpunkt in seinem Alltag. Manchmal war die Hilfe vielleicht sogar lebensrettend. Kein Wunder also, dass es mitunter schmerzhaft ist, sich von der Therapie und damit auch vom Therapeuten zu verabschieden.

Soll es diese Nähe und Vertrautheit nun plötzlich nicht mehr geben? Wie kann es sein, dass der Therapeut gerade noch so wichtig war und jetzt nicht mehr für mich da sein soll? Bin ich wirklich schon stark genug, es nun auch alleine zu schaffen? Manchmal meldet sich auch das innere Kind in mir und kann gar nicht begreifen, dass sich dieser liebevolle Mensch nun von mir zurückzieht: Hat er mich denn wirklich so gern, wie ich glaube, oder bedeuten das Therapieende und der Abschied nicht vielmehr, dass seine Zuwendung gar nicht ehrlich gemeint war? Diese Zweifel sind ganz verständlich, denn oft haben Menschen in ihrer Kindheit darunter gelitten, dass ihre Eltern nicht so sehr für sie da waren, wie sie es gebraucht hätten. Die damit verbundenen schmerzhaften und beängstigenden Gefühle können durch das Ende der Therapie und den Abschied vom Therapeuten wieder wachgerufen werden. Dann ist es besonders wichtig, sich für diesen Abschied ausreichend Zeit zu nehmen und an der gemeinsamen Beziehung zu arbeiten, bis ein Moment erreicht ist, wo der Klient aus freien Stücken loslassen und seinen Weg selbstständig weitergehen kann. Wenn die Bindung und das Vertrauen in sie noch nicht so gefestigt sind und der Klient sich am Ende vom Therapeut verlassen fühlt, ist es wahrscheinlich zu früh, die Therapie zu beenden.

Gegen Ende der Therapie sollte der bevorstehende Abschied immer wieder einmal thematisiert werden, vor allem in den letzten Therapiestunden. Achten Sie genau darauf, was die Vorstellung vom Ende in Ihnen auslöst und sprechen Sie mit dem Therapeuten darüber! Der Abschied sollte nicht von einem Mal aufs andere erfolgen, sondern eine Therapie sollte langsam auslaufen, das heißt, dass die Abstände zwischen den Sitzungen allmählich größer werden. So können wir uns an ein Leben ohne den Therapeuten gewöhnen und Sicherheit gewinnen. Hören Sie auf Ihre innere Stimme und Ihre Bedürfnisse!

Wenn ein Abschied traurig und ein wenig schmerzhaft ist, ist das oft auch ein gutes Zeichen. Denn dann merken wir, dass wir etwas Kostbares erlebt haben und eine wichtige Wegstrecke mit jemandem gegangen sind. Und aus der Erfahrung in der Rolle des Therapeuten kann ich Ihnen sagen, dass uns die Klienten ans Herz wachsen und uns der Abschied oft auch ein wenig wehmütig stimmt.

42. Kann ich mich später mit meinem Therapeuten befreunden?

Wenn es beiden schwerfällt, sich zu trennen, warum befreunden sie sich dann nicht am Ende der Therapie? Diese Frage ist naheliegend und ich habe sie mir hin und wieder gestellt, wenn ich als Klient oder Therapeut am Ende einer Therapie stand. Natürlich wäre es schön, wenn man auch weiter Kontakt haben und Zeit miteinander verbringen könnte. Schließlich gibt es nicht viele Menschen, mit denen man so nah und persönlich sprechen kann, wie es sich in der Therapie entwickelt hat.

Der Unterschied zwischen einer therapeutischen und einer freundschaftlichen Beziehung ist aber, dass in der Freundschaft zwei gleichberechtigte und gleich bedürftige Partner einander gegenüberstehen, die in gleichem Maße geben und nehmen, wohingegen in der Therapie der eine für das Wohl des anderen sorgt. Die Beziehung zwischen Therapeut und Klient müsste also umgestaltet werden, und das ist gar nicht so leicht. Denn jede

Beziehung wächst – wie ein Baum – im Laufe der Zeit in eine bestimmte Richtung und lässt sich dann nicht mehr so einfach in eine andere lenken. Sie haben ihren Therapeuten in hunderten oder tausenden Momenten als Ihren Unterstützer erlebt, an den Sie sich anlehnen konnten, der Ihnen mütterlichen Trost und väterlichen Zuspruch gegeben hat, ohne etwas für sich von Ihnen zu erwarten. Und auch Ihr Therapeut hat sich an seine Haltung Ihnen gegenüber gewöhnt. Möglich gemacht hat das der Therapierahmen (vgl. Kap. 23, 31 und 34). Wenn dieser Rahmen aber wegfiele, würden Sie ganz neue Seiten Ihres Therapeuten kennenlernen: Denn natürlich würde er auch von Ihnen etwas erwarten, würde sicher auch weniger sympathische Eigenschaften zeigen und Sie teilweise vielleicht sogar enttäuschen. Möglicherweise wird der Kontakt dann ja auch nicht mehr so interessant, wenn ich in ihm nicht mehr die Mutter oder den Vater erlebe. In jedem Fall wäre es schade, wenn die Wandlung der Beziehung in eine Freundschaft misslingt und sich dadurch auch der vorausgegangene therapeutische Prozess ein Stück entwertet anfühlt. Wahrscheinlich wollen Sie auch nicht wirklich mit einem Menschen befreundet sein, der Sie in erster Linie als hilfsbedürftig erlebt hat, sondern wollen sich letztendlich aus dieser Rolle befreien.

Außerdem könnte eines Tages in Ihnen der Wunsch auftauchen, noch einmal bei Ihrem Therapeuten kurzzeitig wieder anzudocken oder auch die Therapie für eine Weile fortzusetzen (vgl. Kap. 43). Dieser Schritt wäre ziemlich sicher verbaut, wenn Sie sich mit ihm nach der Therapie befreundet hätten, weil dann der Rahmen fehlte und nicht wiederherstellbar wäre. Mit Freunden kann man keine Therapie machen.

Und zu guter Letzt ist es ja das Ziel einer Therapie, dass wir unseren Weg ohne die Stütze des Therapeuten gehen lernen, dass wir selbstständig werden und dem Therapeuten entwachsen. Die Gefahr aber, dass sich in einer Freundschaft die Therapie auf ewig fortsetzt, wäre groß: Dann würden wir nie »erwachsen«. Aus all diesen Gründen fühlen sich die meisten Therapeuten verpflichtet, mindestens ein bis zwei Jahre nach Ende der Therapie keinen privaten Kontakt zu ehemaligen Klienten zu pflegen.

Der Abschied kann auch zu einer wichtigen Erfahrung der Therapie werden. Denn Abschiede gehören zum Leben und wollen gelernt sein. Es ist durchaus möglich, auch nach dem Abschied zu spüren, dass die Beziehung zu meinem Therapeuten bestehen bleibt, selbst wenn ich ihn nicht mehr sehe. Dann habe ich diese Beziehung in mich aufgenommen: Ich kann spüren, dass ich eine intensive Zeit mit ihm verbracht habe und er mir wohlwollend verbunden ist. Ich denke von Zeit zu Zeit an ihn und kann mich daran freuen, ihm begegnet zu sein. Und ich bin mir sicher, dass auch er gelegentlich gerne an mich denkt.

Wenn eine Therapie gut gelaufen ist, haben beide einander beschenkt und bleiben in Dankbarkeit und Freude miteinander verbunden: Der Therapeut hat Unterstützung und Wohlwollen geschenkt und der Klient Vertrauen und die Möglichkeit, etwas an ihn weiterzugeben.

43. Ist das Ende der Therapie unwiderruflich?

Wenn Kinder Eltern haben, die ihnen das Gefühl geben, dass sie wohlwollend, liebevoll und verlässlich für sie da sind, können diese Kinder ein Lebensgefühl entwickeln, in dem sie sich mit der Welt verbunden und in ihr geborgen fühlen. Sie brauchen keine ständige Zuwendung, um sich dessen sicher zu sein.

Kinder, deren Eltern dazu nicht in der Lage waren, fühlen sich auch als Erwachsene noch häufig verloren, einsam und fremd in der Welt. Vielleicht erleben sie in ihrem Therapeuten zum ersten Mal einen Menschen, der wirklich für sie da ist, Verständnis für sie hat und sie annimmt, wie sie sind. Das Gefühl von Geborgenheit und Selbstannahme können sie zunächst meist nur in einzelnen Momenten der Therapiesitzung erleben, dann hält es auch danach für ein paar Stunden an, dann für ein paar Tage und nach längerer Therapie hoffentlich bis zur nächsten Therapiestunde.

In solchen Menschen kann das Ende einer meist längeren Therapie die alte, viele Jahre lang bestätigte Verlorenheit und Verzweiflung wieder wachrufen. Dann halte ich es für sinnvoll, wenn es für eine gewisse Zeit kein klares Ende gibt, sondern wenn diese Klienten wissen, dass sie immer wieder einmal einen Therapietermin ausmachen können, um sich zu vergewissern, dass der Therapeut ihnen immer noch zur Seite steht und gewogen ist. Das ist wie bei Kindern, die gerade laufen gelernt haben und ihre Freude daran haben, sich von der Mutter zu entfernen, aber nach einer Weile unsicher werden und sich zu ihr umdrehen, um zu sehen, ob sie noch da ist. Vielleicht genügen ein Blick und ein aufmunterndes Wort der Mutter, damit das Kind weiterlaufen kann. Vielleicht muss es auch noch einmal zurückkommen und ihre Wärme und Zärtlichkeit spüren. Langsam gewöhnt es sich daran, sich immer weiter von ihr zu entfernen, braucht aber noch lange die Sicherheit, dass es jederzeit zurückkommen und ihre Nähe spüren kann. So brauchen auch manche Klienten die Gewissheit, zum Therapeuten zurückkehren zu können, vielleicht für Jahre oder sogar Jahrzehnte.

Aber auch wenn unsere Therapie ein klares und stimmiges Ende gefunden hat, kann das Leben nach Monaten oder Jahren ein altes oder neues Thema an die Oberfläche spülen und uns in eine kleine oder größere Krise stürzen. Dann bietet es sich an, den Therapieprozess wieder beim ehemaligen Therapeuten aufzunehmen. Denn er kennt uns schon, wir haben hoffentlich eine gute Vertrauensbasis mit ihm und können schnell zum Thema kommen. Es ist zwar möglich, dass der Therapeut gerade keine Zeit hat und wir etwas warten müssen, aber grundsätzlich halte ich es für wichtig, dass Therapeuten ihren Klienten diese Möglichkeit, sie wieder aufzusuchen, immer einräumen: Es sichert die bereits erreichten Erfolge und Entwicklungen und beugt schwereren Rückfällen und Chronifizierungen vor.

Manchmal ist es natürlich auch besser, sich einen anderen Therapeuten zu suchen: Er hat vielleicht einen anderen Zugang zu Ihnen und sieht andere Dinge, die sein Vorgänger eventuell übersehen hat. Auch eine neue Therapiemethode kann neue Wege öffnen: Ein erlebnisaktivierendes Verfahren (wie z. B. Gestalttherapie oder Psychodrama) kann nach langer Psychoanalyse mehr Lebendigkeit in den Entwicklungsprozess bringen, ein tiefenpsychologisches Verfahren unterfüttert nach einer Verhaltenstherapie mit mehr Verständnis für die Zusammenhänge der eigenen Geschichte und umgekehrt kann zum Beispiel eine Verhaltenstherapie nach einer tiefenpsychologischen Therapie daran gehen, ganz praktisch die eigenen Verhaltensmuster zu verändern.

Nachwort

»Das Leben ist mit eins der schwersten und endet meist mit dem Tode.« Diese Floskel hat mein Vater – wie viele andere – gerne zum Spaß angebracht, wenn er gerade mit einem Problem zu kämpfen hatte. Aber ich erkenne darin eine tiefe Wahrheit: Die Anforderungen an uns Menschen, unser Leben zu organisieren und zum Gelingen zu bringen, sind enorm und vielfältig: Wir müssen für unseren Lebensunterhalt sorgen und eine Ausbildung dafür bestehen; wir brauchen soziale Kompetenzen, um unser Bedürfnis nach menschlichen und sexuellen Begegnungen zu befriedigen; wir müssen uns von anderen abgrenzen, Konflikte aushalten und Rückschläge ertragen; müssen unsere Gesundheit erhalten und dafür zu Bewegung und genug Entspannung kommen; wir tragen vielleicht Verantwortung für Kinder und müssen dabei auch einiges an Verzicht und Belastung hinnehmen; wir wollen wachsen, das heißt uns weiterbilden, etwas lernen und uns entwickeln; und wir tragen Verantwortung für das große Ganze um uns herum. Außerdem müssen wir nicht nur permanent auf unsere Bedürfnisse hören und sie mit den Erwartungen unserer Umwelt in Einklang bringen, sondern auch noch mit unserer Sterblichkeit und der ständig drohenden Sinnlosigkeit des Lebens zurechtkommen oder sie kompensieren. Das alles – und noch einiges mehr – so gut es geht unter einen Hut zu bringen und auch noch immer wieder neu, solange man lebt, ist eine Herkulesaufgabe. Kein Wunder, wenn wir bisweilen daran verzweifeln. Kein Wunder, dass wir dafür manchmal Hilfe brauchen.

Ich bin dankbar, dass Menschen in den letzten gut hundert Jahren die Psychotherapie als Helferin erfunden und weiterentwickelt haben, und ich wünsche ihre heilsame und tröstende Unterstützung jedem, der in Not ist. Dafür muss er gar nicht krank sein: Ich bin sicher, dass jeder Mensch in seinem Leben nicht nur einmal in einer Lage ist, in der er den Beistand eines Therapeuten gut gebrauchen kann, um sich zu entwickeln. Zugreifen muss er selbst.

Dank

An erster Stelle möchte ich mich bei meinen Klienten bedanken – denen, deren Geschichten ich hier in Ausschnitten erzählen durfte, und denen, die mir sonst noch ihr Vertrauen geschenkt haben. Mit ihnen allen durfte ich viel lernen und sie alle haben mir geholfen, das Verständnis von Psychotherapie zu entwickeln, das diesem Buch zugrunde liegt.

Viel verdanke ich natürlich meinen Lehrern, die mich als Therapeuten in schwierigen Prozessen unterstützt haben und mir als Ausbilder und Supervisoren viel vom Handwerkszeug dieses Berufes vermittelt haben – besonders hervorheben möchte ich hier Heinz-Günter Andersch-Sattler, der auch der erste Leser dieses Buches war. Danken möchte ich zudem meinen Kollegen in der Ausbildung zum Gestalttherapeuten: Durch Eure Offenheit und Euren Mut habe ich in unserer gemeinsamen Selbsterfahrung viele berührende Erfahrungen machen und tiefe Einblicke ins Leben gewinnen dürfen.

Last, not least gebührt mein Dank dem großen Therapeuten Irvin D. Yalom, dessen Bücher mir den Mut gegeben haben, mich auf dem Therapeutenstuhl nicht als überlegener Fachmann zu fühlen, sondern zu meinen Klienten als ihr Wegbegleiter in eine authentische Beziehung auf Augenhöhe zu treten. Denn wir sind alle Menschen, haben alle unsere Beschädigungen und sitzen in diesem Leben im selben Boot.

Literaturtipps

Ein Ratgeber soll kein wissenschaftliches Fachbuch sein. Er kann einen vielschichtigen Gegenstand nur anreißen und die wichtigsten Fragen allgemeinverständlich beantworten. Falls Sie sich ausführlicher mit dem Thema beschäftigen wollen, empfehle ich Ihnen folgende Bücher:

Dorenbusch, R. (2017). *Psychotherapie. Chancen erkennen und mitgestalten.* 4. Aufl. Düsseldorf: Verbraucherzentrale.

Hier gibt es eine Menge Informationen – auch über das rechtliche und organisatorische Prozedere einer Therapie. Detailreich werden viele unterschiedliche Facetten des Themas behandelt. Sehr praktisch, prägnant und leicht zu lesen. Vorwiegend für Klienten von Kassentherapeuten.

Doubrawa, E. & Blankertz, S. (2010). *Einladung zur Gestalttherapie. Eine Einführung mit Beispielen*. Wuppertal: Peter Hammer Verlag.

Da ich selbst Gestalttherapeut bin und dementsprechend viel von dieser Schule mit tiefenpsychologischen Wurzeln halte, soll hier auch eine Einführung in die Gestalttherapie nicht fehlen. Vielleicht haben Sie ja den Wunsch, eine humanistisch orientierte Psychotherapie kennenzulernen.

Grabe, M. (2018). *Wie funktioniert Psychotherapie?* Stuttgart: Schattauer.

Ein gut verständliches Lehrbuch für angehende Therapeuten. Auch für diejenigen Klienten interessant, die tiefer in die fachliche Seite der Materie einsteigen wollen.

Kalms, J., Stolz P. & Winkels, S. (2015). *Nicht alles schlucken – Leben mit Psychopharmaka* (Dokumentarfilm). Köln: Psychiatrie Verlag.

In dem aufrüttelnden Dokumentarfilm berichten Patienten, Angehörige, Pfleger und Ärzte, wie die Psychiatrie schwer kranke Menschen mit Psychopharmaka mitunter »vollpumpt« und welche gravierenden Folgen das haben kann. Es entsteht der Eindruck einer eingefahrenen und hilflosen psychiatrischen Maschinerie, die dringend nach anderen Wegen suchen sollte, psychisch kranken Menschen zu helfen.

Malcolm, J. (1983). *Fragen an einen Psychoanalytiker*. Stuttgart: Klett-Cotta.

Dieses leider vergriffene und gut recherchierte Buch gibt einen tiefen und teilweise auch entzaubernden Einblick in die verborgene, »heilige« Welt der Psychoanalyse und der Analytiker. Wenn Klienten das Gefühl haben, aus ihren Analytikern nicht viel herauszubringen, kommen sie hier auf ihre Kosten. Ein Nähkästchen der Psychoanalyse.

Miller, A. (1981). *Du sollst nicht merken*. Frankfurt: Suhrkamp.

Der Titel meint, dass Kinder nicht merken sollen, wie Eltern sie in ihre eigenen Beziehungsmuster einweben und sie dabei auch verletzen und beschädigen. Kinder verdrängen ihre negativen Gefühle gegenüber ihren Eltern, um die Beziehung zu ihnen nicht zu gefährden. Meist halten sie diese Konflikte im Unbewussten und wiederholen sie deshalb später auch unbewusst mit anderen Menschen – und das nicht nur als Erleidende, sondern auch als Handelnde.

Moser, T. (1974). *Lehrjahre auf der Couch*. Berlin: Suhrkamp.

Der Autor schildert sehr persönlich und in rückhaltloser Offenheit die Erfahrungen in seiner eigenen Psychoanalyse.

Perry, P. (2011). *Couch Fiction. Wie eine Psychotherapie funktioniert*. München: Kunstmann.

In dieser Graphic Novel erzählt die Autorin sehr anschaulich an einem Beispiel, wie eine psychodynamische Psychotherapie verlaufen kann. Eine gute Hinführung.

Riemann, F. (1984). *Grundformen der Angst*. Basel und München: Ernst Reinhardt Verlag.

Längst ein Klassiker, an dem auch interessierte Laien Freude haben, um sich und andere besser zu verstehen. Mit »Angst« ist hier nicht Furcht im landläufigen Sinn gemeint, sondern der Autor versteht unter »Ängsten« die tiefen – oft unbewussten – Grundkonflikte des Menschen. In seinem psychoanalytischen Modell behandelt er zwei Paare von Ängsten: *zum einen* die Angst vor Hingabe und Nähe und als ihr Gegenstück die Angst vor Eigenständigkeit und Abgrenzung und *zum anderen* die Angst vor der Veränderlichkeit des Lebens und als ihr Gegenstück die Angst vor dem Dauerhaften oder Endgültigen. Diese Ängste haben wir alle, aber jeder tendiert doch stärker zur einen oder anderen, was seine Persönlichkeitsstruktur kennzeichnet und auch hinderlich sein kann.

Wampold, B. E., Imel, Z. E. & Flückinger, C. (2018). *Die Psychotherapiedebatte – Was Psychotherapie wirksam macht*. Bern: Hogrefe.

Ein Buch für Wissenschaftsfreaks, die wirklich alles wissen wollen und auch vor komplizierter Forschungsanalyse nicht zurückschrecken. Neuester Forschungsstand, Studien über Studien und Fakten, Fakten, Fakten.

Weil, T. (2006). *Endlich frei von Stress. Innere Blockaden lösen mit ROMPC*. Kreuzlingen und München: Ariston.

Eine Einführung in die Traumatherapie mit Klopfakupressur. Hier lernen Sie auch, sich in belastenden Momenten oder Phasen selbst zu behandeln.

Weinmann, S. (2019). *Die Vermessung der Psychiatrie*. Köln: Psychiatrie Verlag.

Der Autor ist selbst Psychiater und wirft einen reflektierenden und selbstkritischen Blick auf seine Zunft. Auf der Basis von wissenschaftlichen Untersuchungen stellt er infrage, dass psychisches Leiden ein biologisches Problem ist, das vorwiegend mit Medikamenten zu behandeln sei. Er fordert die Psychiatrie zu einem grundlegenden Umdenken auf, weil längst klar sei, dass eine hochdosierte oder gar dauerhafte pharmakologische Therapie bei vielen Krankheitsbildern nicht hilfreich oder gar schädlich ist.

Wyl, A. v., Tschuschke, V., Crameri, A., Koemeda-Lutz, M. & Schulthess, P. (2016). *Was wirkt in der Psychotherapie? Ergebnisse einer Praxisstudie ambulante Psychotherapie zu 10 unterschiedlichen Verfahren*. Gießen: Psychosozial-Verlag.

Diese Studie belegt die These, dass es auf die Therapieschule gar nicht so sehr ankommt, sondern auf den einzelnen Therapeuten. Psychotherapieforschung auf aktuellem Stand.

Yalom, I. D., (2005). *Die Schopenhauer-Kur*. München: btb.

Sie bekommen in diesem Roman des renommierten Psychotherapeuten und Schriftstellers ein Gefühl dafür, wie Gruppentherapie funktioniert. Auch die anderen Bücher des Autors sind eine gute Einstimmung auf die Welt der Psychotherapie.